U0010371

想懷孕就懷孕

最新生殖醫學，破解不孕關鍵

國泰綜合醫院生殖醫學中心主任

賴宗炫◎著

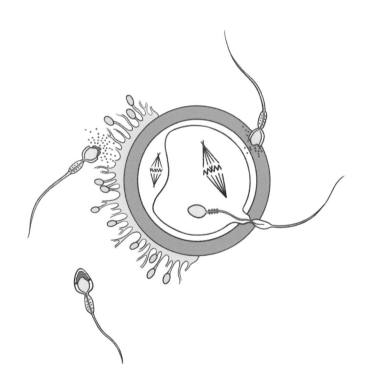

晨星出版

專業且淺顯的不孕症專書

　　賴宗炫醫師是本院相當優秀的醫師，自 2000 年開始在國泰醫療體系服務，曾在美國約翰霍普金斯大學醫院生殖中心進修，2012 年起擔任總院生殖醫學中心主任，當時首要的任務是進行擴建工程以因應業務的蓬勃發展。

　　在賴醫師的經營下，生殖醫學中心通過國際 ISO 9001 及 SGS 實驗室品管認證，並於 2016 年通過衛生福利部評核人工生殖施術醫師及技術員訓練醫學中心，擁有高懷孕率與活產率，整體表現可說是非常的卓越。臨床上的服務涵蓋冷凍精、卵、胚胎技術，以及借卵生殖、達文西機器手臂輔助腹腔鏡輸卵管重接手術等先驅技術，嘉惠眾多不孕症患者，獲得高度的肯定。

　　臨床服務之外，賴醫師同時致力於胚胎著床機轉的研究，尋求對患者更好的醫療方法，並已發表多篇相關的 SCI 論文。此外，每年固定參加歐美生殖醫學會年會，學習最新醫療技術；並擔任更年期醫學會副祕書長及台灣子宮內膜異位症學會理事。

　　這本書涵括了不孕症的自我診斷、可能原因、改善方法，並將常見的迷思與誤解重新作了說明。賴醫師基於多年的臨床經驗，有感於患者面對龐雜訊息的無所適從及資訊焦慮，期盼

藉由這本書提供給不孕的患者專業但淺顯的知識來源，在求子的過程中更為順利。賴醫師在臨床工作繁忙之餘，仍然願意撥空撰寫大眾醫學文章，無私分享與解答患者的疑惑，嘉惠更廣大的民眾，相當令人讚賞！

國泰綜合醫院院長
李發焜 醫師

不孕並非絕症，
只是方法用錯了！

　　我有三個寶貝，老婆和兩個女兒，她們在我人生中不同的階段出現，一直陪伴著我。

　　剛結婚的時候，因為工作的關係，我和老婆分開在兩個城市，是所謂的假日夫妻，我們兩人工作忙碌聚少離多，當時我忙於繁重的醫療工作比較無暇顧及生子規劃，但老婆很早就想要懷寶寶，她在經歷了一個月又一個月的失望之後，已經有了擔心難孕的危機意識，所以開始積極算日子，每個月的「黃金時間」如果不是在假日，就會要求我請假來個鵲橋會。

　　有一天在婦產科晨會的時候，主任問：「咦？小賴今天怎麼沒來？」

　　總醫師突然戲劇性地跳起來行三指禮喊：「報告！賴醫師請假，他老婆今天排卵日！」

　　瞬間全場哄堂大笑。我把這段趣事講給老婆聽，老婆嬌羞的說：「你怎麼連這種事都跟同事說啦！」

　　我喊冤：「我沒說啊！是常常週期性拜託人家跟我換班，人家猜也猜到了！」

　　足見我們當空中飛人往返兩地做人一段時間了。

老婆說，當醫生宣布得獎的那一刻，頓時覺得往返兩地的辛苦都值得了，之前每一次期望落空的沮喪也都一掃而空了。這就是不孕症婦女的心情啊！

　　大女兒誕生的那一刻，第一次當爸爸的喜悅我至今記憶猶新！日後在我不孕科的行醫生涯中，老婆和我都常常想起我們自己過來人的感受，更想為每一對來求診的不孕夫妻盡最大的努力，幫助他們順利好孕。

　　每個來我門診的不孕朋友都是獨特的，每個人的狀況都是不一樣的，我都會花很多心思為他們設計適合他的療程，注意每一個小環節，不浪費任何一個能提高懷孕率的機會，因為這些朋友的能孕時間很寶貴，我陪他們與時間賽跑。

　　在這些求診者中不乏努力的人，尤其現在都是網路世代，很多求診者已經在網路上做了很多功課，這些朋友的精神真的令人感佩。這些已有先備知識的用功型患者，應該比較能掌握懷孕訣竅，懷孕的成功率應該比較高吧？可惜的是，結果並不盡然。在我的行醫所見中，反而是心無雜訊，能聽從醫囑按表操課的患者成功率往往較高，怎會如此呢？

　　網路雖然方便，但網路上的資訊太龐雜，而且有許多似是而非的觀念，經以訛傳訛後，沒有醫學背景的人常很難辨別其

真假，容易被誤導。再者，有的資訊是商業目的下的行銷策略，不孕的朋友若缺乏判斷力而照單全收，如此不僅會多走冤枉路，也可能多花了冤枉錢。所以網路上的言論並非可盡信，正確的醫療知識還是需求證醫師。

有鑑於此，我想寫一本去蕪存菁的不孕症寶典，來幫助不孕症朋友。本書中我詳列了不孕的自我診斷、不孕的原因、助孕的方法等，我也查閱了網路上的不孕討論，同時也蒐集了我不孕症行醫多年所見病人常問的錯誤觀念，將這些有關求孕的迷思與誤解，在本書中一一解惑。這本書用淺顯的方式，把我認為對病患有幫助的知識有系統地提供給不孕的朋友，希望能幫助朋友們在求子路上走對路。

祝福每一對想生寶寶的夫妻，都能順利一圓當爸爸媽媽的心願。

最後，謹以這本書感謝所有在生命中陪伴過我、激勵我成長的朋友們。

國泰綜合醫院生殖醫學中心主任
賴宗炫 醫師

PART 1
你是真的
不孕不育嗎？

PART 2
對症下藥重獲 做爸媽的權利

PART 3
求子花招多
有用的有幾個

PART 4
那些關乎
孕兒的事兒

Foreword 前言

影響懷孕因子的自我檢測

為什麼你倆總是想懷孕卻無法心想事成？
是否真的不孕不育？來看看你們有沒有這些狀況！

請勾選以下與自己情況相符合的項目：

□ 月事週期不規則：

例如週期過長（超過 35 天，甚至如季經、年經）或過短（少於 21 天）。

❯ 因排卵障礙、生殖內分泌失調、藥物影響（請參閱第一章第 30 頁）。

□ 經血不正常：

1. 經血量太少（1 天 1 片棉片都用不完）或太多（棉片 2 小時不到就得換 1 片，1 天超過 8 片以上）。

2. 經期太短（經期低於 3 天就沒有了）或太長（經血來潮超過 7 天都沒結束）。

❯ 因生殖系統的病灶，如子宮內膜息肉、子宮頸息肉、子宮頸發炎、子宮肌瘤、肌腺症、卵巢長水瘤等（請參閱第四章第 113 頁）。

□ 經前或經期不適：

　會出現拉肚子、腰痠背痛、腹脹、腹痛的症狀。

　▶ 因子宮內膜異位症、骨盆腔沾黏影響（請參閱第四章第 120 頁）。

□ 女方屬於高齡：

　年紀大於 35 歲。

　▶ 導致卵巢老化、卵子品質不佳（請參閱第四章第 99 頁）

□ 生活作息不正常：

　有以下情況者：工時長且工作壓力大、熬夜晚起床、睡眠不足。

　▶ 易致生殖內分泌失調，影響造精排卵或精子卵子品質（請參閱第一章第 44 頁）。

□ 曾流產或人工流產手術：

　▶ 易致子宮內膜變薄、子宮腔易發炎或沾黏（請參閱第四章第 120 頁）。

□「香檳酒」一族：

　平日有抽香菸、飲酒、吃檳榔的習慣。

　▶ 易致睪丸、卵巢老化早衰，影響造精、排卵或精子、卵子的品質（請參閱第一章第 44 頁）。

□平日有服用藥物的習慣：

如吃安眠藥、抗憂鬱劑、化療藥、免疫性疾病藥物、類固醇藥物等。

❭ 易致生殖內分泌失調，影響造精、排卵或精子、卵子的品質（請參閱第二章第 78 頁）。

□免疫性疾病、內分泌疾病：

如甲狀腺亢進或低下、自體免疫抗體、紅斑性狼瘡等。

❭ 易致生殖內分泌失調，影響造精、排卵或精子、卵子的品質（請參閱第二章第 76 頁）。

□女方身材過胖或過瘦：

身體的 BMI（身體質量指數）大於 30 或小於 18。

❭ 可能有多囊性卵巢症（請參閱第四章第 101 頁）。

綜合以上統計，你的懷孕指數為……

□ 0～3 項　「再加把勁」

只要能面對問題及改善生活習慣，並做好自我健康管理，懷孕應不難且指日可待。

□ 4～6 項　「還有機會」

必須認真正視自己可能有不孕問題，並開始尋求改變，不然懷孕將可能是難事。

□ 7～10 項「需靠專業」

一定要專業醫療介入，並給予相當的治療程序與時間，否則懷孕的成功機率低。

懷孕前的生育功能評估檢查

一般婚前健康檢查項目包括：

身體檢查：身高、體重、血壓、視力及胸、腹部、生殖器檢查。

檢驗檢查：尿液、血型、血球數量、梅毒、愛滋病檢查、B型肝炎抗原抗體及胸部Ｘ光。

此外，男性加做精液分析，女性加做德國麻疹抗體檢測。

對於即將步入紅毯的新人，或是剛結婚正準備懷孕的年輕夫婦來說，一般婚前健康檢查項目涵蓋的範圍並不足以完整評估生育功能。

由於影響生育的原因很多，如果能在懷孕前事先做好完整生育功能評估檢查，及早發現潛在的生育功能缺陷並儘早校正，就能一圓生兒育女的夢想。

事實上不孕症的基本檢查項目比較能夠完整評估生育功能，同樣也適用於想要懷孕的男女，因此建議想懷孕前可以到不孕症門診先進行以下的基本檢查：

女性生育功能檢查

▶ 婦產科病史及內診

月經不順、經期不規則表示可能有排卵障礙、生殖道病變、或是性荷爾蒙失調。例如，女性月經週期變長，臉上長鬍鬚、腳和手臂的體毛很多，即可能患有多囊性卵巢症候群。子宮肌瘤、肌腺症或卵巢長瘤、子宮內膜異位症也會影響生育；

此外，長期服用某些藥物也可能干擾正常生殖機能。

來門診時最好避開經期，以方便進行內診。內診可以檢查陰道或子宮頸部是否異常或有無發炎症狀，同時做子宮頸抹片，還可以初步診察是否有子宮肌瘤或卵巢囊腫等異常，再進一步安排超音波檢查確認。

▷陰道超音波檢查

生殖系統通常都在骨盆深處，若利用腹部超音波檢查，很難作出正確的診斷，因此採用陰道超音波檢查，可更清楚檢查子宮是否有先天畸形、肌瘤、內膜息肉或卵巢囊腫等異常。更是追蹤卵泡大小、成熟度及子宮內膜厚度的利器。

▷記錄基礎體溫表

女性荷爾蒙的分泌具有週期性的變化，會使身體的功能產生變化，而讓體溫上升或下降，從月經來潮時開始測量每天早上醒來時起床前的體溫，直到下次月經來時結束，如果有出現相差 0.3℃以上的低溫與高溫期，便可判斷為有排卵。

排卵之後，黃體激素分泌增加，由於其具有使體溫上升的作用，因此排卵後基礎體溫會上升，基礎體溫表呈現二相性（高溫與低溫）的形態。如果基礎體溫表未呈現高溫及低溫，即代表可能該週期未排卵。如果呈現低溫期太短（12 天以內），像停經前或卵泡的數目減少時，皆會出現這種現象。

高溫期即所謂黃體期，通常持續 14 天。若經常維持在 10天以內，則疑似黃體機能不全，要接受詳細的檢查。反之，若基礎體溫較高的狀態持續 14 天以上，則有懷孕的可能性。此

外，若基礎體溫太高或太低，則可能是甲狀腺的疾病或免疫機能異常。

▶ 基礎體溫表的紀錄示範

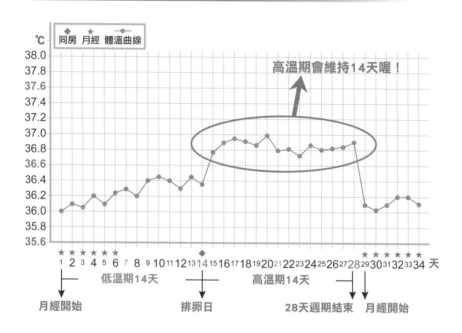

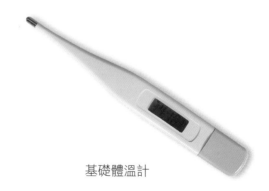

基礎體溫計

▶ 性病感染檢查

常見的性病感染，像是披衣菌、淋病感染容易引發生殖道沾黏輸卵管阻塞，造成不孕症。特別是披衣菌會造成輸卵管周圍出現薄片樣的薄沾黏，使輸卵管閉塞。此外感染人類乳突病毒，容易造成菜花或是子宮頸上皮病變。結核菌感染會導致輸卵管障礙，成為不孕的原因。可以在門診做細菌培養、病毒類型分析或是抽血檢查是否有上述感染。

▶ 血液性荷爾蒙分析

月經來潮時可以檢查女性荷爾蒙分泌是否正常。其中決定卵泡發育的關鍵為濾泡刺激素（FSH）及荷爾蒙黃體激素（LH），如果 FSH 及 LH 過高就表示卵巢功能可能即將衰竭，無法再產生卵子。另外，泌乳激素過高也可能會抑制排卵。因此黃體期中期黃體素分泌濃度可以作為排卵的間接證明，並可藉此判斷黃體素不足。

此外，子宮內膜異位症的檢查會抽血測定血液中 CA125（腫瘤標記）濃度，以辨別子宮內膜異位症惡化的程度。這項檢查能夠輕易觀察出疾病進行的程度，因此治療子宮內膜異位症之後，也可以用來確認其治療效果。

▶ 子宮輸卵管攝影

排卵前這個時期可以進行子宮輸卵管攝影檢查。子宮輸卵管攝影是為了了解輸卵管是否通暢、子宮腔是否異常，而進行的 X 光檢查。如果攝影結果顯示輸卵管不通或是子宮腔有異常，就需要進一步接受腹腔鏡及子宮鏡檢查及治療。子宮輸卵

管攝影雖然過程會有些疼痛不舒服，但有些多年不孕的婦女做完這項檢查後，因輸卵管被疏通了，反而不久就自然懷孕了。

▶ 同房試驗

在預期的排卵日前一天，夫妻於深夜或清晨時進行性交。第二天早上即可到門診接受診治，觀察頸管黏液中的精子數或運動率。一方面可看出女性子宮頸黏液的狀態（好的黏液為清澈、水狀，可以拉長到 10 公分以上），太黏稠的子宮頸黏液會阻礙精子的通過。另一方面也看男性精子在女性子宮頸黏液的狀況，如果找不到精子（可能為男性不孕）或精子無法前進，甚至不動，則可能代表有免疫方面的問題（如抗精蟲抗體）。

▶ 子宮內膜組織切片檢查

為了著床，子宮內膜、胚胎發育的平衡非常重要，如果子宮內膜生長步調紊亂，胚胎很難著床。子宮內膜因排卵後天數的不同，具有各種特徵。月經週期變短，尤其是黃體期少於 12 天，我們可在排卵後做子宮內膜組織切片檢查，看看是否有黃體功能不足導致子宮內膜生長步調紊亂的現象。

▶ 腹腔鏡檢查

腹腔鏡檢查是比一般檢查更進階的特殊檢查，通常屬於第二線檢查。若進行上述各種檢查都無法找出生育功能缺陷，或是子宮輸卵管攝影有異常時，為釐清真正的原因，就可以進行腹腔鏡檢查。

▶ 腹腔鏡示意圖

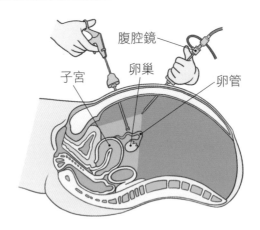

腹腔鏡

子宮　卵巢

卵管

▶ 子宮鏡檢查

　　子宮鏡是從陰道將內視鏡插入子宮內觀察，藉此了解子宮內的沾黏、肌瘤、息肉等問題。小的肌瘤或息肉也可以利用子宮鏡診斷且同時進行摘除。最近細且具高性能的軟式子宮鏡非常普及，通常門診時都可進行此項檢查。

▶ 子宮鏡儀器圖

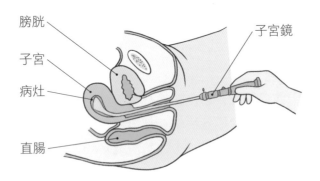

膀胱

子宮鏡

子宮

病灶

直腸

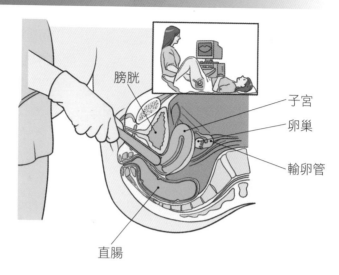

膀胱

子宮

卵巢

輸卵管

直腸

男性生育功能檢查

　　大部分的男性對於生育功能或不孕檢查都不太積極，總會推說工作忙碌沒有時間，或自認為自己沒有問題，而接受檢查時也會猶豫不決甚至不願意配合。傳統上，人們總認為無法懷孕的原因主要是女性的問題，事實上男性因素導致不孕的原因高達 35 ～ 40％。

　　我在門診偶爾會碰到人高馬大的男子漢，精液檢查結果是無精症患者。男性應放下無謂的大男人自尊，勇於接受生育功能檢查，才能儘早發現問題儘早治療。

　　男性生育功能檢查比較簡單，主要檢查如下：

▶精液檢查：

精液檢查前最好要禁慾 3 天，以便得到最佳狀況的精子。根據 2010 年世界衛生組織的標準為排出之精液量 1.5 毫升以上，每 1 毫升要有 1500 萬以上的精子，而其中能前進活動的精子要佔 40％以上。如果結果出現異常，可以考慮先做生活上的調適，2 ～ 3 個月後再做一次檢查，因為男性的精子狀況常出現相當大的起伏，而非「一試定終生」。

▶泌尿科會診

如果精液檢查確認精子的狀態相當差，則需要泌尿科會診進一步檢查。泌尿科會進行視診、聽診、睪丸觸診等，了解性器是否有異常、是否罹患其他的疾病等，同時要測定血液中的男性荷爾蒙或腦下垂體荷爾蒙。疑似有精索靜脈曲張時，則要接受超音波檢查。精子數非常少，或是精液中沒有發現精子的話，則要進行睪丸切片檢查，以了解睪丸製造精子出了什麼問題。如果睪丸切片檢查判定製造精子的功能正常，但射精的精液中完全沒有精子，則必須利用特殊攝影檢查確認輸精管是否有阻塞。

▶精子機能檢查

精子是否具有使卵子受精的能力，光靠一般精液檢查來判斷有時候還是不足。因此必須進行特殊的精子機能檢查。例如：倉鼠受精試驗、半透明帶試驗、精子透明帶通過試驗、精子膨脹化試驗、頂體酵素檢查、CASA 電腦詳細分析精子的運動、精子染色體檢查。

PART 1

你是真的
不孕不育嗎？

　　不孕症的定義究竟為何？什麼情況下可判斷自己是不孕一族？相信許多人還是一頭霧水！

　　根據醫學上定義，不孕症指的是一對男女，擁有正常性生活，沒有採取任何避孕措施，經過一年「努力做人」仍無法順利懷孕者。

　　但臨床上的不孕症定義比較有彈性，可以女性年齡來區分：

　　第一種指的是 30 歲以下婦女，擁有性生活、未避孕，但一年內仍無法自然懷孕者；

　　第二種則是指 35 歲以上的婦女，擁有性生活、未避孕，但半年內仍無法自然懷孕者。

　　屬於這兩種情形的人，在臨床上可歸類為不易受孕的族群，若想找出箇中原因，最好是到醫院做進一步評估及檢查，盡快找出原因即時處理，以免延誤「做人」的黃金時期。

第一章

不孕，到底是誰的問題？

　　有些人以為自己還年輕或不急著這麼快懷孕，只要時間對了或規律行房，該來的一定會來，只要不避孕，終究會懷孕。但有時仍可能事與願違。不孕絕對不是某些特定的人才會發生的事，也不是絕對不會降臨在自己的身上，其實很多不孕症患者都是在你認為不可能的人身上發生的，尤其現在很多美魔男女、不老妖精，外觀看來不顯老，似乎真的凍齡，但身體的內在機能是無法裝飾的，不會像外表一樣，停留在某個自認為不錯的狀態。

　　一般人都以為身體正常，例如女性月經正常、男性射精無礙，就一定會順利懷孕。在臨床上也見許多例子，都是男女雙方看似外觀、生理機能正常，在結婚後滿懷希望求得好孕，也按表操課付諸行動，卻遲遲不見好消息。

　　過去，若夫妻結婚多年一直生不出孩子，長輩們大多會認為是因為老婆肚皮不爭氣，婆婆第一個責怪對象往往也都是自家媳婦，讓許多為人妻、為人媳的女性同胞得獨自背負傳宗接代責任，更為了讓肚皮可以早日隆起而四處求神問卜、嚐遍各種偏方草藥，壓力之大可想而知。

然而，生不出孩子真的全是因為老婆肚皮不爭氣嗎？這根本是錯誤觀念，我診治的案例中就有一對來自中南部的 28 歲年輕夫妻，結婚兩年多來一直無法順利懷孕，太太一開始以為是自己的問題，上醫院做了各種檢查，卻始終無法找出不孕原因，後來在醫生建議下，先生也去做了檢查，才發現原來先生是無精症患者，為了能早日有「子」望，夫婦倆還特地北上就醫，進行不孕症治療。

這個案例便清楚的告訴我們，不孕原因有很多，男女雙方都可能是原因之一，不能把責任全都歸屬到太太身上。

根據國內統計發現，不孕症成因中，有 35％原因是來自於男性不孕，40％是女性不孕，10 ～ 20％是男女雙方皆不孕，剩下的 10％才是不明原因的不孕。所以，到底是誰的責任，還是先上醫院看看再說吧！

精卵相遇才能創造生命

一對曾來求診的夫妻，結婚 3 年一直沒有傳出好孕。經過問診後才知道，先生從來沒有真正進入過太太的陰道內達陣過，都只在陰道外徘徊。因為太太行房時會痛，所以先生也不敢真正進入。經檢查後發現，太太的處女膜還很完整。在進行衛教後，讓先生先嘗試用手指慢慢進入太太陰道，並逐步的教導實戰步驟，大概努力了半年就自然成功的懷孕。所以正確地了解受孕的過程及正常性生活，是促成懷孕的先決條件。

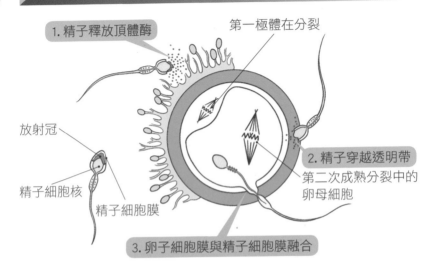

精卵相遇圖

1. 精子釋放頂體酶

第一極體在分裂

放射冠

精子細胞核

精子細胞膜

2. 精子穿越透明帶

第二次成熟分裂中的卵母細胞

3. 卵子細胞膜與精子細胞膜融合

懷孕關鍵：男女生理結構

　　正常的懷孕需要依靠先生與太太兩人互相的配合。首先雙方的生殖結構都需正常，且機能沒有問題，包括：先生的陰莖必須要能正常勃起，並具射精能力；其次，精液裡正常形態的精子要有一定比例；再者，精子的數量要夠、活動力要好、沒有抗精蟲抗體及白血球過多等問題。

▶精子的品質很重要

　　精子品質不佳是指精子畸形、精子活動力不好、數量不足或是抗精蟲抗體太高。

　　正常的精子數量為每 1 毫升 1500 萬隻精蟲以上（2010 年

世界衛生組織公告標準），低於這個數值就可視為精子數量不足，若每毫升少於 1000 萬隻精蟲，稱為「寡精症」；另外，還有一種精液中沒有精子的「無精症」。

而抗精蟲抗體（Antisperm Antibodies）是丈夫把精蟲當做外來物，引起身體免疫的抗體反應，而產生對精蟲的抗體即為抗精蟲抗體。抗精蟲抗體會黏到精蟲身上，造成精蟲黏聚在一起使活動力阻礙，降低精蟲游動速度，也會造成精蟲無法鑽進卵子，導致卵子無法受精，就會造成受孕困難的可能。

報紙上曾經報導過，有一對夫妻結婚 3 年，妻子遲遲未能受孕，檢查發現原來是精卵排斥，彼此不來電，卵子無法受精。沒想到先生與妻子分別與外遇對象進行性行為後，皆中獎生子。這很可能就是抗精蟲抗體的因素而導致的不孕。

▶ 精子結構圖

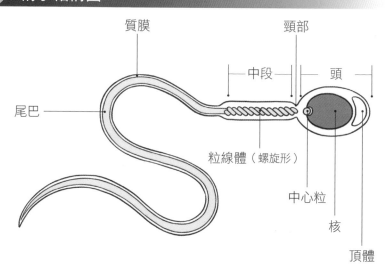

此外，陰莖導致的不孕問題包括陰莖彎曲、陰莖無法勃起，造成男性無法順利射精；睪丸問題主要有睪丸扭轉、睪丸萎縮、精索靜脈曲張導致的不孕，其中精索靜脈曲張會壓迫睪丸、影響男性造精能力……這些相關問題我們之後會再慢慢告訴大家。

▶ 除了卵子，子宮也很重要

女性正常的生育結構，包括有陰道、子宮頸、子宮、兩邊的輸卵管、卵巢等構造。在正常情況下，女性月經 1 個月來 1 次，週期平均 28 ～ 30 天，只要在 28 加減 7 天的範圍內，都屬於正常的。每個月經週期，卵巢都會受到生殖內分泌作用的影響，而排出一顆成熟卵子，等待著精子前來相會。

影響正常排卵的原因也不少，像是卵巢與生殖內分泌異常，或是子宮、輸卵管有問題，都可能導致排卵不順。

首先就先說說卵巢，卵巢和排卵有絕對且直接的關係，它的健康自然也就顯得重要了。如果女性患有多囊性卵巢症、排卵障礙，出現月經週期異常或經血過少，就會造成排卵不順；卵巢長腫瘤、卵巢過早衰竭等疾病，也會影響排卵功能，甚至無法排卵。而生殖內分泌異常則是女性出現泌乳激素、雄性激素過高等，也會導致排卵出現障礙，造成女性不易受孕。

至於常見的子宮或子宮頸的問題包括子宮內膜異位症、子宮腫瘤、子宮內膜沾黏、子宮先天異常、子宮頸發炎或狹窄等，容易影響胚胎著床及精子游動，降低受孕成功的機率。常見的骨盆腔問題有骨盆腔沾黏、輸卵管沾黏或阻塞，這些情況容易導致卵子輸送過程不順暢，也都會影響受孕機率。

再者，子宮內膜異位症更易導致卵巢、輸卵管沾黏或阻塞，影響排卵、胚胎發育及胚胎著床，甚至干擾精子運動。國內不少女性不易懷孕，原因之一便是子宮內膜異位，所以，如果想成功受孕，就得先治好這個病症才行。

▶ 子宮內膜異位圖

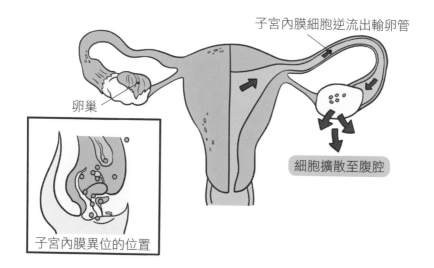

子宮內膜細胞逆流出輸卵管

卵巢

細胞擴散至腹腔

子宮內膜異位的位置

了解懷孕的過程

有健全的生理結構就一定能懷孕嗎？你一定想不到，答案是「不一定」。如果不了解懷孕的過程，不知道該如何懷孕，就像一開始我舉的案例一樣，除非有奇蹟，或誤打誤撞，不然永遠不可能懷孕。

什麼是正確的懷孕過程？如何才能夠順利懷孕呢？

如果我們把卵巢比喻為製造卵子的工廠，輸卵管就是工廠前面的那條運輸貨物的高速公路，子宮就是胚胎著床之後胎兒即將要居住 10 個月的房子，而陰道及子宮頸就是進入子宮這個房間的出入門戶。

女性腦部下視丘和腦垂體的內分泌細胞每個月都會下指令，即工廠生產訂單，要求卵巢工廠每個月都要生產卵子，讓

受孕過程說明圖

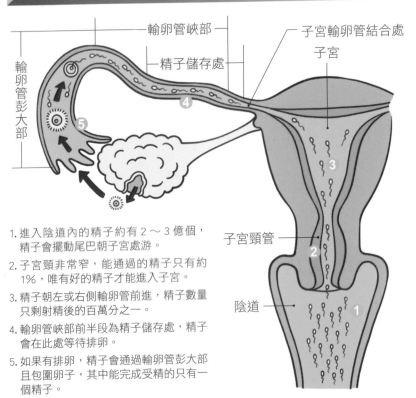

1. 進入陰道內的精子約有 2 ～ 3 億個，精子會擺動尾巴朝子宮處游。
2. 子宮頸非常窄，能通過的精子只有約 1%，唯有好的精子才能進入子宮。
3. 精子朝左或右側輸卵管前進，精子數量只剩射精後的百萬分之一。
4. 輸卵管峽部前半段為精子儲存處，精子會在此處等待排卵。
5. 如果有排卵，精子會通過輸卵管彭大部且包圍卵子，其中能完成受精的只有一個精子。

卵泡成熟，然後黃體素作用在子宮上，讓子宮內膜成熟，以提供胚胎著床的環境。男性的精子進入女性體內後，會經過子宮的門戶，從陰道、子宮頸，經過子宮，順著輸卵管這條高速公路前去與卵子相會結合，之後形成受精卵，受精卵生長成囊胚後，要到子宮內著床居住 10 個月（懷胎 10 個月）。

　　所以一位女性能懷孕要考慮下視丘和腦下垂體控制的功能是否正常、卵巢的成熟度、排卵正不正常。

▶生殖內分泌下命令生產卵子

　　人體的生殖內分泌器官可以看成一個中央政府與地方政府的概念角色。女性每月會排卵並形成月經，首先從下視丘（如中央政府的角色）會分泌促性腺釋放激素 GnRH 荷爾蒙，作用到腦垂體（就像行政院會下達行政命令一樣），命令其分泌濾泡刺激素（FSH）及黃體激素（LH）。這些激素就如同大腦對卵巢下的訂單一般，會隨著血液循環，作用到卵巢，使卵巢工廠產生濾泡，且讓卵子慢慢成熟。

　　濾泡成熟並生長到某個程度大小，就會排出卵子。這整個過程差不多經歷 2 個星期左右。

　　排卵後濾泡會變成黃體，分泌黃體素去支持子宮內膜，為著床環境做好準備。

　　由於黃體有一定的生長期限，若是成熟的卵子排出後未受精，黃體會逐漸開始分解，導致黃體激素下降，肥厚的子宮內膜開始剝落，形成月經並排出體外。而且下視丘也重新開始分泌 GnRH，LH、FSH 均開始增加，卵巢中的週期又再度發生，產生新的濾泡和卵子。

　　當卵子成品在濾泡中製作完成並順利排出交貨後，就會被輸卵管吸附過去。輸卵管末端的形狀就像朵喇叭花一樣，會如同水母般的擺動來吸入卵子。輸卵管將卵吸進來之後，會等待精子前來相會。此時女性因身體的荷爾蒙、雌激素作用，子宮頸的黏液分泌會從原本較黏稠的狀態變得比較水清，好像無色透明的蛋清一樣，分泌物也變得較多。由於荷爾蒙的變化，女性在排卵時的性慾也會比平日更高漲、明顯，身體的變化全都是為了促進成功受孕而準備。

卵子形成過程

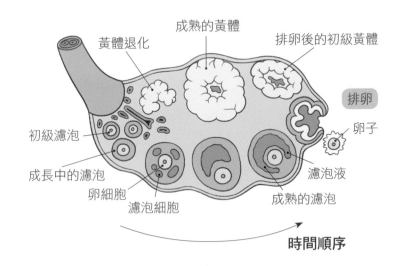

成熟的黃體

黃體退化

排卵後的初級黃體

排卵

卵子

初級濾泡

成長中的濾泡

卵細胞

濾泡細胞

濾泡液

成熟的濾泡

時間順序

精子數量夠、活動力好

　　先生如果在太太排卵時正好射精在陰道內，且其身體所製造出的精子大兵的活動力好、數量夠，就能沿著女性陰道一路

行經子宮頸、子宮腔，並向上游到輸卵管，順著這條高速公路到達卵的周圍，與在輸卵管末端的卵子相結合。

在正常的狀態下，男性每次的射精量平均差不多有2000萬至1億隻精子兵源。首先鹼性的精子大兵先進入PH值約為4.5左右的酸性陰道內，有部分精子會因酸性環境而無法生存；之後再進入子宮頸黏液區，就像陷入流沙區中。

一般來說精子與卵子結合大多是發生在輸卵管的壺腹部，所以精子一定要很神勇的衝鋒陷陣，以百折不撓的精神溯溪而上，搶第一名！如果精子活動力不夠，或者數量過少，不夠健康，沒衝到終點就可能一個個掛了。

大約九成的精子在通過陰道與子宮頸的過程中會陣亡，剩下一成兵力再攀岩溯溪到達子宮。等與卵子相遇時，精子平均只剩下300隻，可謂「斯巴達三百壯士」，最後只有一隻最強壯的精子能夠鑽入卵子細胞內成功受精。

曾有一名結婚多年未孕的婦女來求診，經檢查一切OK，便建議她在竹科擔任工程師的先生無論如何抽空來做一次詳細的檢查，結果發現克魯格指數只剩下1%（克魯格指數就是精子型態指數，正常值需超過4%），且不到30%精蟲有活動力（正常值需超過40%），這對夫妻連做兩次人工受孕都失敗，最後改以試管嬰兒才成功。

▶ 只有頂尖精英才能達陣

傳宗接代既是造物者創造生命的最大意義，應該只會仰賴個人英雄的單兵作戰，維繫生命的傳承，但捷足先登者卻未必可成為入幕之賓。與其說是精子悶著頭往前衝，倒不如說這是

一場團體戰，精子不僅必須和隊友作戰，有時還要與外來侵略者來個貼身肉搏戰。

新發現是，為確保戰果並提高受孕機率，億萬隻精子兵團被賦予不同的任務，分為「前鋒」和「後衛」。前鋒只管像過河卒子般拚命向前深入目標區；另外，一些臥倒在半途的夥伴，可別以為它們就此殉職了。最近的研究發現，過去以為那些是體力不支，或醉臥半途的低劣精子，其實這些可能是「犧牲小我，完成大我」的後衛角色。

這些後衛精子一開始就留守原地，彼此交纏著尾巴，在泳道通路上形成障礙，並像「海關」般檢查稍後進來的精子身分。透過基因密碼的比對，若屬於同一「精子工廠」出產的精子就可通行無阻；反之，若非我族類，不僅過不去還會遭受攻擊、殲滅。

精子大兵中只有能快速游動且體力好的「特種海豹部隊」尖兵，才能通過考驗，最後成功泳渡到達輸卵管。剩下的這些斯巴達的三百壯士精子，只有一隻可以鑽進卵子裡。成功進入者可說是億中取一，堪稱精子中的特種部隊中的精英藍波。精卵在鵲橋相會後，會在輸卵管的外側三分之一處進行精卵結合，形成受精卵。

❯ 輸卵管要暢通方便運輸

曾有一位 35 歲的婦人，3 年前因先生外遇導致離婚，後與現在的先生結婚，但因先生是家中獨子，公婆經常催促他們趕快生小孩，她不敢讓公婆知道自己已經結紮，加上先生又希望能以自然的方式生小孩，不想做試管嬰兒，於是她到醫院諮

詢重接輸卵管的可能性，經評估確認可以重接。

後來安排達文西機器手臂輔助腹腔鏡重接輸卵管手術，術後 3 個月做子宮輸卵管攝影確認兩側輸卵管均已接通，再給予排卵藥治療 3 個月後，終於成功自然懷孕，於日前順利生下男嬰，總算對公婆有了交代。

這個例子就可以說明輸卵管的暢通與否，在懷孕過程中的重要地位。

正常女性的輸卵管有左右兩條，是精卵相遇受精的地方，可視為懷孕的「任督二脈」，如果發生阻塞不通，精卵就沒辦法鵲橋相會，那就絕對不可能懷孕了。

輸卵管阻塞是女性不孕症的主因之一，輸卵管阻塞大致上可分為三種類型：

1. **遠端繖部阻塞**：多為骨盆腔發炎造成，常會造成輸卵管水腫。

2. **中段阻塞**：常因結紮手術所引起。

3. **近子宮端阻塞**：常見於人工流產手術後子宮腔感染的後遺症。

子宮輸卵管攝影可以初步診斷輸卵管是否阻塞，如果懷疑不通時，可進一步做腹腔鏡檢查確認。一般來說超音波很難診斷輸卵管是否阻塞，但如果輸卵管遠端阻塞造成輸卵管水腫，就可在超音波底下看到。

換句話說，如果我們將女性的子宮比喻成台北盆地，而生產卵子的卵巢工廠就像在宜蘭。排卵之後，卵子必須經過輸卵管這條國道 5 號的高速公路，一路從宜蘭前進到台北盆地的子宮內居住。路途中還須行經雪山隧道輸卵管進入子宮段，此段

最狹窄，所以輸卵管必須要很通暢，才能讓排卵後的卵子不僅能與精子順利相遇，形成的受精卵亦可成功的被運送到子宮內定居。

精卵形成受精卵之後，輸卵管內的纖毛會開始擺動，將受精卵往台北盆地亦即子宮的方向輸送。在此過程中，受精卵的細胞也會開始進行細胞分裂，一分為二、二分為四、四分為八，經歷分裂桑椹期、囊胚期，形成囊胚之後（約受精後 5 ～ 6 天的時間），再到子宮腔著床，之後開始發育成胚胎。

▶ 子宮機能與內膜需正常

子宮是由肌肉纖維所組成的中空器官。在懷孕期間，由於體內荷爾蒙分泌的影響，子宮會隨著胎兒的成長而逐漸擴張。未懷孕前，每一個月子宮內膜都準備好接受胚胎來著床，假如未受孕則子宮內膜會崩解，同時從陰道中排出，這種子宮內膜的變化直接受到卵巢和腦部下方的一個小腺體（即腦下垂體）荷爾蒙所控制。

在腦部的指示下，腦下垂體分泌多種荷爾蒙，其中濾泡刺激素（FSH）可刺激卵巢產生成熟卵泡，並且卵泡可分泌動情素，刺激子宮內膜的成長，另一種荷爾蒙黃體激素（LH）可促進排卵且讓卵泡變成黃體，黃體分泌黃體素，進一步的準備子宮內膜讓胚胎能夠著床。如無受孕，子宮內膜也隨之崩解，從陰道中排出形成月經，於是一個新的月經週期又開始產生。

如果子宮內膜生長步調紊亂，胚胎就很難著床。子宮內膜因排卵後天數的不同，具有各種特徵。月經週期變短，尤其是黃體期少於 12 天的話，我們可以在排卵後做子宮內膜組織切

片檢查，看看是否有黃體功能不足導致子宮內膜生長步調紊亂的現象。

　　子宮若結構、機能正常，胚胎著床後就像住進帝寶豪宅，有頂級的設施與舒適寬廣的活動空間，讓人一住進去就想賴著不走；子宮結構與機能不正常，猶如讓胚胎住在鐵皮屋或頂樓加蓋的違章建築，睡的是木板床或厚硬的岩石床，還沒入住就急著想打包走人。

　　在胚胎著床前，房間要先裝潢好，子宮的內膜要先預備完成，猶如房間已鋪好舒適的地毯，也附設柔軟的水床。一切的設施都要先備妥完善，且愈軟愈適合胚胎居住。這些前置的裝潢工程在月經週期的前中段（21 天內）就已經在進行並施工完畢了。

▶ 輸卵管形狀圖

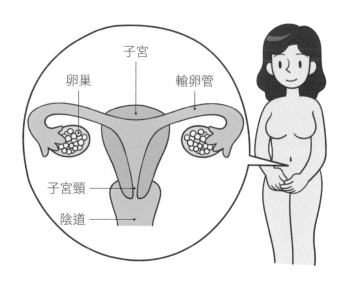

做人時間要抓準

「做人要趁早」才會有「好『孕』到」。

要自然懷孕，必須要抓準排卵的時間，不能亂槍打鳥、耗費彈源。許多研究已證實生育力與女性年齡有高相關性。30多歲女性的受孕率只有20多歲女性的五分之一而已。

女性在一個月經週期只有一次排卵。排卵多發生在下次月經來潮日的往回推14天，稱為預期排卵日。排卵日和排卵日的前3天和後2天共5天內都有可能受精，這5天是女性最容易受孕的時期。

男子每次射出的精子絕大多數會於48小時左右在陰道內死亡，只有少數能在宮頸管內繼續存活長達3天，而卵子排出後，受精時限僅有6～24小時。在精子進入女性生殖道後，生命期為1～3天。因此，最佳受孕時間就是排卵前48小時，到排卵後24小時內！

排卵之後，卵子在24小時內沒有受精就會死掉。所以最好是排卵前2天至排卵日當天行房的受孕機率最高，才能彈無虛發、百發百中。

如果在排卵到受精、著床的這整個過程中，任何一個階段發生了障礙，如女性出現排卵問題、卵巢早衰、輸卵管阻塞或沾黏、子宮腔腫瘤、沒有輸卵管、子宮中膈，男人出現無精或寡精、精子型態或活動力差等問題，都是可能造成無法懷孕的原因之一。

為什麼一直無法懷孕呢？

「醫師，我們真的真的好想要一個小孩，可是，不管我們怎麼努力，就是不能懷孕。」

「醫師，有沒有什麼方法能夠很容易受孕？」

「醫師，我們結婚快 5 年了，什麼聽過的方法都試過了，就是沒有消息，到底為什麼？」

「醫師，我們夫妻倆都做了檢查，沒問題啊，但為什麼就是不能懷孕呢？」

……

要一個小孩真的很難嗎？說真的，如果不是生理結構的問題，只要還在生育黃金時期，要一個小孩真的不會太難，至於為什麼有些夫妻就是不能如願呢，歸納起來，大概有以下幾個原因：

一、不了解受孕的過程

在古代，女兒出嫁時，媽媽都會在嫁妝中放入一本春宮圖畫冊，裡面有一步步清楚的圖解，讓女兒了解嫁入夫家後該如何適應新婚性生活。

雖然現在的人資訊來源豐富多元，相關的性知識或「非正式的教學影片」，也就是俗稱的 A 片也很普及，甚至到了膨脹、爆炸的地步，但是許多 A 片的內容實際上是錯誤的，反而衍生出更多問題。

其實很多人是因為不了解受孕的實際過程是如何，或無法

抓準受孕的時間，而導致長期難以受孕成功，看到這裡，你心裡一定會浮出一個疑問句——「怎麼可能」，但真的就有這樣的情況發生。

在臨床上，我曾遇到有高級知識份子，即使雙方從大學、研究所畢業，甚至工作多年，都還不知道該如何正常的達陣、受孕，幸好。如果是這樣的情況，只要經過詳細的衛教，想成功懷孕就不是件難事。

事實上，精子、卵子要能夠鵲橋相會，必須通過層層關卡，像是年齡、知識等，每個關卡都很重要。

就以年齡來說吧，現代人常過 30 歲才想結婚，可是根據臨床的統計，女性一旦超過 30 歲，男性超過 40 歲，生育力就會明顯下降。「可是剛結婚，哪來的錢養孩子呢？」、「20多歲的花樣年華，玩都還沒玩夠啊。」……除非是奉子成婚，否則，有些人覺得一結婚就生孩子，就會為了照顧小孩而失去自我；也有些人會覺得自己的經濟基礎不穩固，養孩子是一大負擔，這些自然都是必要考量的因素，但如果真的想要孕育下一代，我還是建議男女盡可能早點結婚生子，即便是有經濟方面的考量，也可以考慮在結婚第一年先生第一胎，因為第一胎若能夠成功懷孕，晚一點再懷第二胎會比較沒有壓力了。

至於到底什麼季節、時間才是最佳受孕時機？類似這種問題，雖然不是最重要的，但如果希望身心都能在最佳狀態下懷孕，或許也可以一併考慮進去。

在我看來，春暖花開的季節就是孕育生命最佳時機，無論氣候或溫度，春天都是一年當中最宜人的季節，也是最適合受孕的時候，不過人類因社會化明顯，趨勢也逐漸在改變，臨床

觀察，現代人最佳的受孕時機應該是在長假，包括：寒假、春節等，加上此時正值冬季，天冷外出活動機會自然降低，性事頻率增加，受孕機會當然較多。

二、身體機能差、結構異常或有疾病

無論男女，當然是健康狀況愈好愈適合受孕，因為在有足夠體力與能量的情況下，再搭配充足的營養，能讓胎兒健康茁壯，但如果孕育寶寶的身體器官出現機能不良或缺陷，自然無法正常運作而成功受孕。

男性導致不孕的因素最常見原因包括無精症及寡精症，此外，還有精子畸形症及精子無力症，少數男性不孕是由先天生殖系統異常或染色體異常所引起；女性不孕最常見因素是排卵障礙。此外，骨盆腔發炎或子宮內膜異位症，可能導致輸卵管阻塞及骨盆腔沾連。陰道及子宮先天畸形，子宮肌瘤或肌腺症也容易造成重複性流產。

俗語說：「巧婦難為無米之炊。」如果食材很少（精子卵子數量少），或者只有簡單的炊具（輕微子宮異常），即使是只有木材跟火柴棒，只要認真有心，要將菜上桌或許還有可能，甚至還能夠做幾道餐點的簡單變化；但是要是連食材都沒有（無精子），或者完全沒有瓦斯爐、電力或炒菜鍋（子宮不堪使用），對任何人來說，要出菜都是難上加難。

這種情況可說是先天不足，無法懷孕是非戰之罪。

有些人可以倚賴醫療的介入，例如女性子宮中膈可經由子宮鏡手術切除而矯正。但是女性患有慢性疾病或癌症、自體免

疫性疾病、肝病、腦部病變、腎臟疾病時，都比較不容易受孕，這是因為當女性健康狀況不佳時，生殖荷爾蒙也容易紊亂，甚至有家族性疾病的人，例如染色體異常，也會造成不易排卵的問題。

不過，這些情況經由藥物或手術治療後，有些人還是可以如願的順利受孕，但如果是先天沒有子宮和輸卵管的女性或者沒有精子的男性，治療方式必須依賴借精、借卵及代理孕母。

三、生活習慣差導致不孕

現代人因為工作量重、生活壓力大、運動機會少，再加上吃得不正常，內容物偏重精緻及以酸性的肉類為主，少動多坐讓身體進多出少，雖然還不至於出現慢性疾病，卻造成很多健康上的不良影響，也改變了精卵品質或影響排卵週期，造成受孕之路出現了絆腳石，而難以順利懷孕。

根據統計發現，若工作環境溫度過高或是具備太多重金屬、放射線等物質時，也可能影響男性不孕，因此廚師、工程師、醫療放射師等職業的男性要多加留意。此外，因為心理緊張、較高的工作要求，以及處在電磁場工作環境，都有可能間接影響生育能力，特別值得一提的是，如果交際應酬的時間較頻繁，飲酒或是吸菸過量，都是妨礙懷孕的重要因素之一喔。

除了上面提到的原因，還有一個很容易被大家忽略的現象——緊身褲。女性經常穿著緊身褲，容易造成生殖泌尿系統的疾病，男性經常穿著緊身褲，則會導致睪丸溫度過高，降低精子的製造能力，因此，不能不小心，別為了外觀的美麗或帥

氣，讓懷孕之路變得坎坷難行。

　　事實上，只要在日常生活中有良好而規律的作息，放鬆心情避免壓力過大、遠離菸酒、避免久坐、改穿通風的四角褲、避免接觸有毒的化學物質或是輻射線、遠離高溫環境，以及有規律的性生活，這些都是有助於懷孕的。如果身體出現了一些不算嚴重的問題，只要經由生活習慣的改善，讓身體機能漸漸回復正常，就能提升懷孕的機率。

求助偏方反阻攔好孕

在臨床上發現，許多人面臨求子路不順，可能以為是自己與孩子的緣分不佳，而尋求民俗治療，包括以針灸刺激穴位、指壓、按摩，還有筋絡推拿等來治療，以及吃一堆所謂的健康食品等，也有人會選擇相信一些包生子偏方，像是宗教的「換花叢」、改造風水，或是喝一些所謂祕方、助孕方、懷孕湯等等之類的東西，更多的人迷信廣告宣傳，到一些標榜能提升生育率的非醫療機構去尋求幫助。

偏方百百種，到底有沒有用

在門診時，總難免會聽到來看診的夫妻們說到他們曾經試過多少種方法來讓自己懷孕，有些確實是有一點根據，有的實在讓人聽了啼笑皆非，我大致把聽過的整理如下：

1. **清宮生男生女圖**：清宮生男生女圖是根據女性年齡及懷孕月分推算，年齡以實際年齡加一，懷孕月分則按農曆計算，只要按特定日子行房，就可控制生男生女。
   ▶ 沒有科學根據。
2. **早上交歡**：早上起床後忍尿交歡，並採用男上女下招式，完事後女方墊高腰部，躺在床上休息一會。
   ▶ 其實招式不重要，重要的是須在排卵期當天及排卵前一兩天行房，懷孕率才高。
3. **食療法**：男性多吃含鋅、鈣或維生素 D、E 的食物，如

雞肉、海鮮、牛奶等，令睪丸雄性激素分泌增加。女性每天飲半杯清茶，可增懷孕機會數倍。

❯ 其實男女都應該注意均衡飲食，避免偏食、攝食過度加工及辛香辣調味的食物。

4. 穿寬鬆褲：睪丸過熱會致精子數量減低，男性應多穿透氣短褲或寬鬆外褲，避免用太熱的水洗澡或做推拿。

❯ 這是正確的觀念，穿寬鬆衣褲有助於睪丸散熱，增加睪丸造精的能力。

5. 以飲食事先控制酸鹼體質、算排卵日、性交體位、高潮與否、沖洗陰道以改變酸鹼值，就可以影響生男生女。

❯ 這些民間流傳的方法，並無法確切掌握懷孕性別。

6. 若男女在情緒波動太大或精神受到創傷後受孕，會影響將來孩子的身心健康。

❯ 精神狀態不好及壓力過大都會影響排卵及荷爾蒙分泌，影響的是受孕力，至於是否會影響將來孩子的身心健康，並沒有科學根據。

7. 男女在吸菸和飲酒後馬上受孕，受精卵品質不好，會影響將來孩子的健康情況。

❯ 不論是吸入一手菸或二手菸，都易引起胎兒畸形；大量飲酒者也容易不孕。因此，最好戒菸、避免吸入二手菸，同時也不要喝酒及咖啡。

8. 避孕藥無論是口服、貼片式或植入式，若停藥時間不足二個月，因尚有藥物殘留體內，若受孕對胚胎不好，因此忌受孕。

❯ 避孕藥成分大多是由人工合成的動情素及黃體素所組

成，對胚胎組織有不同範圍和程度的影響，建議停用二個月後再準備懷孕。

9. 長期使用避孕藥，易壓制卵巢排卵功能，可能讓女性不容易懷孕。

> 使用避孕藥一年以上，確實會抑制生殖荷爾蒙的腦下垂體之活性，但停藥二個月後，荷爾蒙恢復正常就可正常懷孕。

10. 服用或施打排卵藥物，會增加女性生殖系統相關部位的癌症。

> 目前美國食品藥物管理局認可的刺激排卵藥物，都沒有致癌的結論。

11. 胚胎植入後要臥床休息二個星期，可以增加成功著床的機會。

> 事實上，只要頭低腳高臥躺 1 小時即可，並且多休息、補充足夠營養，可增加子宮的血液循環，提高成功著床率。

12. 月經來潮或剛結束的時候，因為尚未排卵，所以發生性行為並不會懷孕。

> 此時並非排卵期，所以懷孕機率不高。

　　總之，有些人為了能順利懷孕，求神問卜、四處打聽，不管可信度如何，都願意去試，總是等一段時間過去，發現仍然沒有任何動靜時，才會萌生至正規醫療機構求診的念頭，但這時卻可能已經過了生育的黃金時期了。這真的是相當可惜！因為影響懷孕最重要的因素就是年齡。年齡是懷孕的天敵，即使

在今日，人工生殖技術的發展已較以往精進許多，但是仍無法完全克服因為高齡所造成的不孕。想懷孕卻又一直遲遲未成功者，需要愈早了解原因，並著手進行改善，才能心想事成。

　　不孕症患者往往要承受生理和心理的痛苦，醫師必須盡其所能給予協助，但是還是要提醒想要有自己小孩的夫妻們，不孕症的治療有黃金期，治療效果與年紀有最密切的關聯，所以要避免受不孕困擾，最好就是「早生貴子」，生育必須趁年輕，否則一旦超過年齡，再先進的技術恐怕也束手無策。

好孕加油站！

　　值得注意的是，從 1998 年～ 2011 年間，接受人工生殖技術的女性中，年齡在未滿 35 歲者的植入週期活產率提高 9.7%，而從 35 ～ 42 歲之間的植入活產率也提高，但唯獨大於 42 歲的受術女性的活產率則下降 3.8%。這也顯示年齡是人工生殖治療成功與否的最重要因素。

　　醫院不孕症門診求診及諮詢人數都有增加，做試管嬰兒的週期數也增加四成，其中不乏高齡的想孕婦女。最近也有很多 40 多歲婦女表示，想生卻遲遲不能受孕。可知不孕症門診求診患者多半是高齡因素、卵質老化，還有許多是「次發性不孕症」。

沒懷孕就一定是不孕？

　　台灣已經進入了「超少子化」的社會，國內生育率屢創新低，根據主計處援引聯合國最新資料，過去 30 年來，我國生育率下滑幅度高居全球第四，跌幅高達 60.2％，僅次於南韓、香港與中國大陸。美國人口資料局也預測，從現在到 2050 年，台灣人口將大減 18％，在亞洲地區減幅僅次於日本的 26％，屆時台灣將只有 1890 萬人。

　　現代人晚婚，也導致生育年齡愈來愈晚。根據內政部的統計，台灣生母年齡概況在 2000 年時，以 25 ～ 29 歲為大宗，占了 37％；其次為 30 ～ 34 歲者，占 27％。但是到了 2012 年，生母的年齡狀況占最多數的是 30 ～ 34 歲，約為 42％，較過去提高了 5 歲左右；其次才是 25 ～ 29 歲，占了 27％。

　　上面的數據給了我們什麼警訊呢？是不是應該好好思考一下生育年齡呢？

生育數降但求助人工生殖卻增加

　　因為工作生活習慣的改變，不孕問題愈來愈多，也讓懷孕之路變得日益困難。

　　曾有媒體報導，一位 42 歲的女製作人在事業穩定之後，想要一個小孩，歷經打針、吃藥之後，兩年過去了，仍然一點動靜也沒有。她無奈地說：「工作上我可以控制成敗，但是對於體內那顆小小的卵，我卻無能為力。」一語道出不孕婦女的心聲。

　　現代人因為求學與就業原因，普遍晚婚。尤其在大都會地區，女性超過 30 歲結婚者比比皆是。晚婚加上經濟壓力而延緩生育年齡，不知不覺中卵巢已老化而不易受孕或不孕，幸好，近年來，藉著生殖醫學的發展與技術日漸成熟，對於這類晚婚後不易受孕的婦女，已有新的人工輔助受孕療程，省時、更有效率而且相對花費便宜，可以幫助晚婚夫婦達成生兒育女的願望。

　　依衛生福利部「2011 年台灣地區人工生殖施行結果分析報告」顯示，台灣自 2000 年至 2011 年之間進行人工生殖治療的週期數（即求助於人工生殖的個案人次），從 7038 個週期，增加至 13199 個週期。而生育人數在 1990 年還有 307200 個出生嬰兒，至 2011 年卻降為 198348 個。隨著時間的發展，生育人數雖然下降，但是進行人工生殖的比率卻不斷上升。

　　這也顯示因不孕問題而求助於醫療介入者，有愈來愈多的趨勢。隨著人工生殖技術的發展，1998 年經由人工生殖而成功懷孕的比率為 30.5％，活產率為 22.2％此後逐年遞升，至 2011 年的人工生殖懷孕率為 37.3％，活產率為 27.7％。

▶ 年齡是影響生育關鍵

　　幾歲才是最佳的生育年齡呢？真的是越年輕生越好嗎？晚一點生真的就不好嗎？又幾歲生才算是太晚生呢？……這些問題全環繞著一個關鍵詞，就是「年齡」。

　　沒錯，影響生育的最重要關鍵因素正是年齡。不論是懷孕率或活產率的高低，都明顯的與女性的年齡有關，特別是年齡超過 40 歲的女性，人工生殖的成功率有明顯的陡落。

以植入新鮮週期的懷孕率來看（將配偶間精卵所形成的新鮮胚胎植入母體內），在小於 35 歲的族群中，成功懷孕的機率為 50.3％，但超過 40 歲之族群，卻僅剩下 15.7％的成功率。而植入週期的活產率（胚胎成功存活下來並生產的機率），小於 35 歲的族群為 38.9％，而大於 40 歲之族群，則陡降為 7.5％。

現代女性晚婚似乎是不可避免的趨勢，然而晚婚卻伴隨著高齡導致生育力下降的問題。大部分研究已證實卵巢老化與年齡有高相關性。隨著生殖醫學的進步，新藥不斷被開發出來，新式的誘導排卵療程並配合人工授精技術的應用，可以更有效率地幫助晚婚而想生育的夫婦，早日達成生兒育女的願望。如果妳已婚而且滿 30 歲，無避孕而未懷孕，應該注意到自己可能是不易受孕的族群，儘早找專家諮詢，並選擇有效率的助孕方法，才能避免無子的缺憾。

除了年齡所造成的影響之外，不孕或不育還可能是身體先天出現了結構上的不足，或是後天生活習慣或身體機能出現問題才導致的失調。

必須找出不孕的真正原因

一般正常在不避孕且正常的性生活狀態下，應該有 20％左右的自然懷孕率，依照這樣的比例，持續一年下來，懷孕的機會超過 90％。

因此，35 歲之前的女性，在沒有採取避孕措施的情況下，經過一年的努力，且每週都有 2 ～ 3 次規律的性生活的

情況下，卻無法自然的受孕成功，就是醫學上所稱的「不孕症」；35 歲以上的女性，只要經過半年的努力，仍沒有受孕成功，也就是不孕的族群，都應該到醫院做進一步的檢查，以找出不孕的原因。

造成不孕的原因非常多，有些人可能因為胚胎本身有染色體問題、胚胎受到感染或因母體的血管阻塞等，導致雖然可順利受精，胚胎也能著床，但在著床之後卻無法發育下去。

此外，像早期的避孕藥確實會因為藥劑超重，而有長期服用導致不孕的可能性，但現在由於都是低劑量的避孕藥，這樣情況較不易發生。不過未婚及未懷孕過的婦女要注意，放置子宮內避孕器如果時間過久，很容易造成骨盆腔感染、沾黏，或者輸卵管阻塞及沾黏，便有可能會產生不易受孕的後遺症。

曾有篇報導指出一名 25 歲的粉領族，為避免和男友親熱後懷孕，把緊急避孕藥（俗稱事後丸）當法寶，完事就吃一顆，結果才吃 3 次就「中獎」。事實上，該藥物除失敗率較高外，若長期使用，恐還會導致月經不規律，提高不孕風險。

至於還有哪些可能造成不孕的原因，下一章會繼續深入的介紹。

第二章

做媽媽的七大難關

劉小姐今年 35 歲，月經大約 30 天來 1 次，經期約 7 天結束。已婚 5 年，3 年前懷孕過 1 次，但在懷孕 6 週時發生流產，從那之後就沒再懷孕過。去年搬新家後就想要生個寶寶讓家裡更溫馨幸福，除了吃中藥調理身體外，平日作息規律也有在運動，但是經過這一年的努力，卻一點好消息都沒有。

這一年來月經期漸漸拉長，約 10 天才結束，月經量也有增加，有時還有血塊，最近甚至有時會有頭暈現象，走路或爬樓梯會有點喘，也會感到比較累。先生知道後直覺有問題，於是帶她到本院來檢查。

抽血檢查發現劉小姐血色素偏低有貧血現象，而且婦科超音波檢查發現有一顆 3 公分子宮肌瘤突出在子宮腔內，醫師診斷為子宮黏膜下肌瘤合併經血過多引發貧血，於是採用新式子宮鏡手術將肌瘤切除。

術後，劉小姐月經很快就恢復正常規律，貧血也改善了，之後再給予排卵藥物治療並採用人工受孕方式，終於讓劉小姐懷孕，順利的生了個寶寶。

　　卵巢每個月都會排一顆卵，一年約排 12 次卵，這是一般女性的正常生理週期，可是，也有些女性可能無法排卵，或是 2～3 個月甚至半年、一年多才「出貨一次」。不論是無月經、月經週期太長或太少，反應出來的，就是排卵異常，卵泡內的卵子發育有問題。卵子不能夠發育的原因，大致可分為兩點：首先就是卵子或卵巢本身異常，其次則是腦部無法正常釋放出控制卵子發育的荷爾蒙。例如：染色體異常導致無卵巢或卵巢早衰無法發揮功能。

　　卵巢就像是工廠一般，在「出貨」（排卵）過程中產生問題，導致無法正常出貨，可能是由於「訂單」（腦垂體內分泌）、工廠運作或「組裝」（卵巢功能）出了狀況。

　　造成排卵問題可能因為「訂單」不明（腦垂體內分泌異常），沒有訂單卵巢就不會「出貨」。卵子不能夠正常發育的另一原因，是腦部無法好好的分泌調節荷爾蒙，主要是下視丘與腦下垂體障礙。下視丘是掌管攝食、憤怒、性慾的中樞。一旦此處承受壓力時，就會影響在腦下垂體的女性荷爾蒙分泌及調節，而引起月經異常。下視丘出垷毛病時，其所分泌的刺激腦下垂體的荷爾蒙（GnRH 或 LH-RH 等荷爾蒙）的分泌就會降低。

　　身體的腦垂體會發號施令，分泌荷爾蒙 FSH（濾泡刺激素）、LH（黃體激素），這些荷爾蒙會告知卵巢什麼時候開始製造卵泡，但是腦下垂體若沒下命令，卵巢就不會接到「訂單」，卵巢工廠猶如放無薪假，更不會製造成熟卵子。腦下垂體的機能降低時，會引起頑固性的排卵障礙，而腦下垂體分泌的催乳激素分泌亢進，也會引起排卵的障礙。

再者，若卵巢工廠運作不好當然無法出貨。例如工廠的設備不佳，出貨也會遇阻礙。如先天的卵巢的構造畸形或發育不良，都有可能影響卵巢工廠的運作。

卵巢工廠組裝或運送有障礙

即使上游的訂單（腦垂體內分泌）正常，但在組裝或運送過程出了問題，也會造成排卵障礙，讓卵巢出現功能性或機械性的障礙。

1. **功能性障礙**：組裝出問題有時是缺乏某個零件。卵泡要形成且成熟需倚賴一些原料，如濾泡刺激素、黃體激素，刺激卵泡長大至某程度大小後破裂，讓卵子排出。在此製程中若原料供給不足，自然就無法製造出卵子成品。對於月經不規則的女性而言，不易懷孕最可能的因素就是沒有排卵。排卵的障礙造成卵子無法正常提供，其中以排卵的調節系統功能異常，造成慢性不排卵的情形最為常見，以多囊性卵巢症為代表。這些女性除了月經不規則不易懷孕外，也常伴有許多內分泌失調的症狀（如：雄性素過高、肥胖、容易長青春痘、毛髮較多以及多囊性卵巢）。其次，若罹患多囊性卵巢症，也會讓荷爾蒙失調，使月經變成季經、半年經、年經。

另外，受到老化、抽菸或環境的毒害，如空氣污染、芳香環製劑、塑化劑，也可能使排卵受影響或排不出卵，沒機會與

精子相遇。還有一種原因是與壓力有關。現代人工作壓力大，容易產生壓力荷爾蒙而抑制排卵。而生活作息不正常如晚睡，也容易造成荷爾蒙失調，如導致泌乳激素升高，因而形成排卵障礙。

2. **機械性障礙：**工廠要排卵出貨，但工廠門口卻有巨石擋住，讓貨車開不出去，而影響出貨程序。如罹患巧克力囊腫、卵巢腫瘤、骨盆腔沾黏，都會干擾卵子的排出。對於屢次發生骨盆腔感染、經過腹部手術或曾有骨盆腔沾黏病史的婦女，要高度懷疑輸卵管在通暢性或蠕動性方面可能有問題，這也會造成不孕。

如果是未婚少女，如有骨盆腔發炎，一定要徹底治療。若不想生育，就要確實做好避孕，因為骨盆腔發炎及流產、反覆墮胎等都有可能造成對未來生育能力的傷害。

難關二：輸卵管堵塞失去好孕道

輸卵管是女性生殖系統的重要組成部分之一，具有輸送精子、卵子和受精卵以及提供精子貯存、獲能、頂體反應和受精場所等生理功能。輸卵管長 6 ～ 15 公分，由黏膜、環狀平滑肌和漿膜構成。分繖部、壺腹部、峽部和間質部，壺腹部與峽部之間稱壺腹──峽連接，峽部與間質部之間稱子宮──輸卵管連接。這些連接部位管壁較厚，管腔變化大。

輸卵管繖部：輸卵管繖部在正常情況下是一個有生理作用

的括約肌和能移動的感受器，由漿膜、平滑肌和黏膜組成。位於壺腹部的遠端，覆蓋於卵巢的表面。繖部肌纖維稀少，但黏膜皺褶豐富。繖端黏膜在花瓣狀皺襞之間有一道道深溝，使它具有很大的面積。黏膜上皮由纖毛細胞、分泌細胞和柱狀細胞組成。柱狀細胞核濃密而無胞漿，位於黏膜皺襞的基底層靠近分泌細胞。正常情況下，黏膜上皮細胞內纖毛細胞占 60％以上，纖毛的運動朝向宮腔，有助於卵子的輸送。卵子的撿拾通常是通過輸卵管繖端纖毛和卵巢表面的直接接觸來實現。這時，卵巢韌帶和輸卵管繖必須動作協調，與卵巢系膜和輸卵管系膜一起，使卵巢的轉動與輸卵管繖在卵巢上的動作互相配合，使卵子能順利進入輸卵管。

輸卵管壺腹部：輸卵管壺腹部是指輸卵管腹腔端開口至壺腹部——峽部連接之間的一段，長約 5 ～ 10 公分，在壺腹——峽連接處管腔直徑僅 1 ～ 2 厘米，而靠近繖部直徑可達 1 公分。輸卵管最寬大的部分具有最複雜的黏膜形態，管腔充滿了複雜的黏膜皺褶，由纖毛細胞、分泌細胞和柱狀細胞組成。其中纖毛細胞占 40 ～ 60％，含有豐富的微纖毛，纖毛的擺動朝向宮腔。在月經週期中，黏膜細胞的活動變化很大。在排卵前期，無纖毛細胞充滿分泌物而膨脹，成為明顯的多面體形狀。排卵之後，這些腺體樣細胞立刻破裂，排出內容物到管腔，似乎是為了滋養卵子。細胞膜很快自行修復，受精發生在壺腹部健康的黏膜面上。是精子和卵子受精的場所。

輸卵管峽部：輸卵管峽部肌層較厚，由內向外由縱、環和縱三層平滑肌組成。管腔狹窄，黏膜皺褶甚少，纖毛細胞僅占上皮細胞總數的 20 ～ 30％。峽部是精子獲能、發生頂體反應

和貯存的主要部位。排卵發生時，貯存於峽部的精子便緩慢地
釋放至壺腹部受精。

　　輸卵管間質部： 輸卵管間質部是穿透子宮肌壁的一段輸卵
管，是管腔最細的一段。而黏膜的纖毛細胞在靠近子宮側會顯
著減少。

▶ 輸卵管結構圖

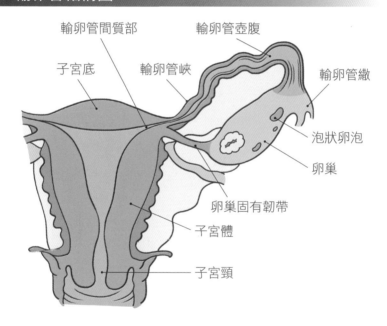

輸卵管間質部　　輸卵管壺腹
子宮底　　輸卵管峽　　輸卵管繖
泡狀卵泡
卵巢
卵巢固有韌帶
子宮體
子宮頸

造成輸卵管阻塞的原因

　　輸卵管的內管直徑平均只有不到 0.1 ～ 0.2 公分，稍微有
多一點的分泌物或黏液較黏時，就容易堵住了。有時做個輸

卵管攝影，打顯影劑讓輸卵管較為通暢，反而在檢查完之後的 2、3 個月就能順利懷孕。造成阻塞沾黏的原因很多，如抽菸的人造成輸卵管的黏液較黏。另外有些跟疾病有關，常見有骨盆腔發炎感染、輸卵管有水腫所致。另一個常見的是人為因素，如結紮。還有一種是構造上的缺乏，例如先天沒有輸卵管，是不可能成功自然懷孕的。

輸卵管不通的原因很多，而根據輸卵管堵塞程度可有三種情況：

第一種是輸卵管通而不暢，引起的原因是管內碎屑、脫落細胞或黏液血塊阻塞；或輸卵管過於纖細彎曲；或輸卵管與盆壁、鄰近器官黏連，牽拉了輸卵管的活動。治療可以使用腹腔鏡進行疏通。對於管外黏連，也能通過腹腔鏡予以剪斷分解，使輸卵管「鬆綁」。經治療，大部分患者可以懷孕。

第二種情況是輸卵管纖部閉塞不通，損壞程度較輕，但大部分輸卵管是正常的。這種情況，可通過宮腹聯合手術進行輸卵管疏通或 24 小時置管。如有輸卵管積水，可在其上面開個口，放掉液體翻轉縫合防止再次黏連。一般來講，手術效果較好，成功率可達 90％以上。

第三種情況是輸卵管完全不通，且病損嚴重。這種情況，多為病程過長延誤治療或輸卵管結核感染所致，因輸卵管形成疤痕、攣縮、僵硬，功能發生不可逆性改變，即使疏通成功，也很難自然受孕。一般需要術後進行試管嬰兒助孕。

最主要綜合的原因還是由於輸卵管炎症所引起。

常見的炎症有兩種：一種是化膿性輸卵管炎，多數是因為骨盆腔感染、流產或自然手術後發生炎症而引起，也可因為鄰

近臟器的炎症引起如闌尾炎、腹膜炎；另一種是結核性輸卵管炎，大多是因為肺結核和腹膜結核播散而來。早期的炎症只是使輸卵管黏膜充血水腫引起暫時的阻塞，這時積極的開始進行抗生素抗發炎治療，可以使輸卵管的結構和功能恢復正常，如果病變繼續加重，則可能形成膿腫破壞輸卵管的結構。

發炎使輸卵管的管壁肥厚、僵硬、黏連從而造成不通。這種陳舊性的輸卵管炎引起的黏連所造成的輸卵管不通，單靠用藥是不能解決任何問題的；還有一種情況是女性不安全性生活導致性傳染疾病的發生，而又不到正規醫院進行徹底規範的治療，導致上行性感染而引起輸卵管炎，最終造成輸卵管不通。

輸卵管阻塞有哪幾種？

輸卵管要通暢，精卵才能在此相會並結合成受精卵。如果輸送管道出現問題，發生堵塞、沾黏，就好像雪山隧道出現坍方而不通了，就會造成精卵無法相遇授精，或是受精後形成的胚胎無法順利至子宮著床，或因部分阻塞讓胚胎卡在輸卵管中並在此著床，即造成子宮外孕。

輸卵管的通暢度對懷孕很重要，以下就是幾種輸卵管阻塞的情況：

原發性輸卵管阻塞：原發性輸卵管堵塞，即先天性的，出生時就有的，這種堵塞極為少見。

繼發性輸卵管阻塞：繼發性輸卵管堵塞，即是後天性的因素所造成的堵塞，非常常見，是因一些疾病因素及人為因素造成的，也是引起輸卵管堵塞的最主要的因素。繼發性的原因分

有機械性和病理性。

機械性輸卵管堵塞：是有一些脫落的細胞栓子及器官的功能性收縮所造成的。常見的細胞栓子有月經期的內膜碎片、血凝塊，藥物流產及人工流產時由於子宮收縮及流產時的子宮負壓吸引的突然解除，引起胚胎組織及胚胎附屬物進入輸卵管造成輸卵管堵塞。有的是由於輸卵管黏液的凝固引起輸卵管堵塞，此外，計畫生育中所進行的輸卵管結紮術等，也是機械性輸卵管堵塞常見原因。

輸卵管受到一些刺激時會發生功能性痙攣致開口及管腔收縮而形成輸卵管的暫時性阻塞。最常見的是在尋找不孕症病因時進行輸卵管通暢性檢查所引起，如輸卵管通氣檢查、子宮輸卵管攝影檢查、腹腔鏡下輸卵管甲基藍通液檢查等，由於醫生技術操作力度較大，技術操作不純熟；或由於患者自身對疼痛過於敏感等，所引起輸卵管間質部痙攣造成的假性堵塞，此種情況在經 X 光的子宮輸卵管造影檢查時，有經驗的輸卵管專業醫生可以通過特殊的造影影像學表現而診斷出來。

病理性輸卵管阻塞：多數則由輸卵管病變引起，最常見的是輸卵管出現炎性病變，輸卵管炎的病因是由於病原體感染引起，病原體主要有葡萄球菌、鏈球菌、大腸桿菌、淋球菌、肺炎球菌、披衣菌等，這種炎症往往是短暫的，但由於感染性炎症所引起的輸卵管堵塞將是永久性的，不可自癒的。

簡單來說，輸卵管內側有上皮細胞，藉著蠕動輸送卵子或受精卵。如果輸卵管阻塞或即使輸卵管通暢，可是因為發炎或輸卵管水腫導致輸卵管上皮細胞蠕動無法順暢進行時，精卵就無法受精或是受精卵就無法到達子宮進行著床。

輸卵管阻塞圖

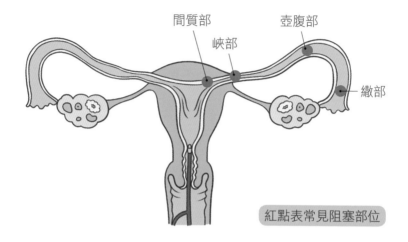

間質部
峽部
壺腹部
繖部

紅點表常見阻塞部位

難關三：子宮病變因素知多少

曾在新聞上看到，藝人劉畊宏與王婉霏婚後一直渴望擁有寶寶，但王婉霏的子宮長了八顆肌瘤，提高了受孕難度。兩人在婦產科醫師的建議下先嘗試自然懷孕，幸運的是，經過半年努力成功受孕！

但相同地，也有因為肌腺瘤的問題而無法順利受孕的其他案例。

由於子宮是胎兒的家，寶寶將在裡面生活近 10 個月，如果媽媽的子宮出現一些狀況，就極有可能影響受孕。

子宮的結構

　　「子宮」位於骨盆腔中央，在膀胱與直腸之間，是女性特有的生育器官，形狀在出生時就已確定，如倒置、前後略扁的梨形，是產生月經和孕育胎兒的器官。子宮大小與年齡及生育有關，未生產者約長 7.5 公分、寬 5 公分、厚 3 公分。子宮可分為體與頸二個部分，上三分之二為「子宮體部」；下三分之一為「子宮頸部」。

子宮結構圖

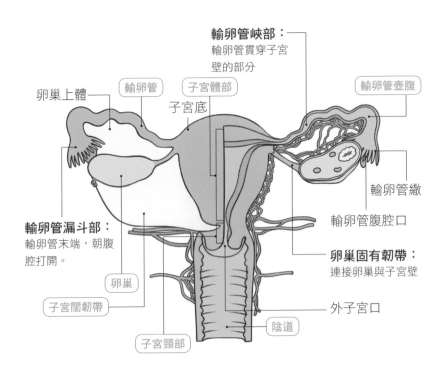

輸卵管峽部：
輸卵管貫穿子宮壁的部分

卵巢上體

輸卵管

子宮體部

子宮底

輸卵管壺腹

輸卵管繖

輸卵管腹腔口

輸卵管漏斗部：
輸卵管末端，朝腹腔打開。

卵巢固有韌帶：
連接卵巢與子宮壁

卵巢

子宮闊韌帶

外子宮口

陰道

子宮頸部

　　打個比方，子宮就是胎兒的宮殿，包含子宮本體與子宮頸兩部分，由平滑肌構成。正常的子宮才能讓胚胎順利著床，但有的人的子宮平滑肌卻不明原因的異常增生，在肌肉層上長了腫瘤、肌瘤，子宮肌瘤就是生長在子宮肌肉層上的腫瘤，是因子宮平滑肌異常增生所致，但形成原因至今不明。子宮肌瘤的發生率頗高，大約每 3 位女性之中就會有一位子宮有肌瘤，這就像帝寶豪宅內擺放一個巨大的石頭，影響到胚胎著床一樣。現在小孩子從胚胎時期就很聰明，到了帝寶豪宅（子宮腔）之後，還會先觀察房間的狀況，看看是否坪數夠大（子宮腔大小）、裝潢（子宮內膜條件）及設備如何，再決定要不要住下來。帝寶若不好，有偷工減料或隔間不正常，都會讓房客（胚胎）不想居住，造成不易懷孕、流產或早產機率升高。

　　有的人先天子宮就很小，胚胎不想住，或先天子宮畸形。本來已經很小的房間（子宮腔），竟還有其他的隔間（子宮中膈），如果胚胎著床的部位剛好在中膈上，由於中膈沒有適當的血流可供應胚胎長大，因此會導致流產。有的中膈連到子宮頸，變成雙子宮雙陰道、雙子宮單陰道或單子宮雙陰道。畸形不是完全不能懷孕，雖然胚胎仍會著床勉強住下，但中間的隔間牆沒有內膜組織，很硬就很容易流產。分隔後的宮腔太小，也會住起來不舒服。臨床上也看過單子宮併陰道中膈，上內診台發現，陰道邊有個洞才是真正通往子宮的管道，精子必須通過狹窄的陰道才能真正進入子宮中，而每次行房先生都是進入較大的陰道，卻被陰道中膈阻隔。中膈形成天然保險套，讓懷孕變得困難。

子宮內膜好，小房客久留

子宮肌腺症是一種子宮內膜異位症，就是子宮內膜異位的組織滲入子宮的肌肉層，導致子宮肌肉層週期性產生經血，並造成脹痛、痛經等現象。而有些患者不但痛經，還會經血量過多，除此之外，由於子宮壁較厚，導致子宮收縮不良而延長經期，例如：原本 5 ～ 7 天經期就結束，卻延到 7 天以上。

子宮內膜要柔軟才能讓胚胎小房客住得愉快。就像室內要鋪有地毯、水床，讓整個人像被包覆住，一頭就埋進被窩裡去，舒服得不願離開。子宮腔中若有肌瘤，胚胎著床後會覺得床板很硬，睡不著或睡不好，不舒服想解約，調頭走人。

正常的子宮肌肉應該是柔軟的，但子宮肌腺症患者的子宮壁卻是厚厚硬硬的，由於肌腺症患者不斷出血、纖維化，使得子宮硬邦邦無法收縮良好，會比較硬，時間一長，出血會逐漸被吸收並引起發炎反應，導致子宮肌肉纖維化，不僅容易在月經期產生痛經，也會使胚胎不易著床。子宮肌腺症發生在子宮腔內的子宮壁上，即內膜異位組織滲透到子宮的肌肉層，也會造成子宮壁變厚硬，不利胚胎著床。

總而言之，子宮是女性特有的生育器官，也是孕育新生命的重要場所，能不能提供胚胎良好的著床及發育環境，子宮健全性是重要關鍵！只要子宮出現異常就可能影響受精卵的著床和胚胎的生長環境，提升懷孕中的風險；而子宮的異常又可區分為先天及後天，不論是何種成因，大多可藉由手術使子宮恢復正常狀態。

難關四：子宮頸疾病威脅做媽權利

　　子宮頸位在子宮下方的位置，前端鄰靠膀胱，後端緊鄰直腸，下方連接陰道。如果從陰道下方往上端視，子宮頸就像一個時鐘，它是子宮與陰道的必經通道，猶如「山海關」一般。

　　子宮頸猶如子宮帝寶豪宅的入口。進入房間的門不能太小或受阻，若子宮頸發生沾黏狹窄阻塞或發育不良，精子就不能順利進入子宮內。子宮頸內有很多腺體會分泌黏液，正常的子宮頸口會被一層厚厚的黏液擋住，這層黏液能防止感染。黏液有時會很黏，男性射精在陰道後，精子會努力的往上游，過程會遇到幾個關卡的挑戰。其一，精子是鹼性的，陰道是酸性的，精子大兵進入陰道猶如作戰時遇到酸雨，但是黏液在排卵

▶ 子宮結構圖

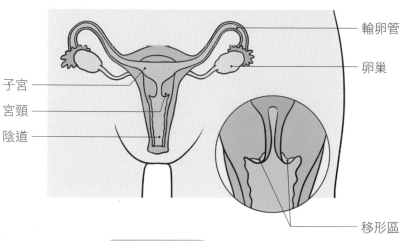

輸卵管
卵巢
子宮
宮頸
陰道
移形區

子宮頸即移形區

期會受到雌激素影響而變薄變稀，精子因此能通過。若先天發育不良或後天阻塞等，黏液太黏導致精子不容易往上游去，到達子宮及輸卵管，就難以與卵子相遇。

理論上如果是陰道發炎引起的子宮頸發炎，基本上不會造成不孕；但若是骨盆腔發炎引起的子宮頸發炎，就可能導致不孕。通常骨盆腔發炎多與性行為有關，主要原因包括性伴侶太多，感染細菌主要為披衣菌，另外淋菌及大腸桿菌也會導致骨盆腔發炎，嚴重者會造成輸卵管或子宮沾黏，導致不孕。

有息肉、肌瘤或發炎易不孕

子宮頸疾病如長息肉或肌瘤，就像通道擺放石頭等障礙物，堵在子宮頸口，人車都過不去。子宮頸的黏液不正常或太黏，會影響精子通過，或有感染發炎，將引發細菌和白血球聚集，精子一到那裡就被殲滅。

子宮頸息肉都是小的良性腫瘤，息肉是一個小小突起物，這個突起物的表面有豐富的微血管，若息肉長在子宮頸，就是子宮頸息肉，因為磨擦的關係，常在性行為之後發生出血，子宮頸息肉通常可在醫師內診時發現。但是出現症狀時還是切除比較好，也可以利用子宮鏡手術直接切除息肉，但子宮和子宮頸息肉容易復發，手術之後最好要定期追蹤。

若有子宮頸破皮的問題，再加上陰道的酸性刺激，易引發子宮頸發炎、糜爛，或剛好碰到細菌，就會引發較不好的分泌物，產生異味，或是分泌物的顏色變成灰色或綠色。反覆發炎嚴重可能導致特殊的細菌性感染，如披衣菌或淋病，這種發炎

感染較易誘發骨盆腔發炎，造成整個子宮頸、輸卵管的沾黏，更難懷孕。

子宮頸平滑肌瘤為良性腫瘤，是一種相對常見的腫瘤，有時可與子宮體肌瘤合併存在。由於子宮頸間質內含極少量平滑肌，所以原發的宮頸平滑肌瘤不常見，子宮頸肌瘤發生率明顯低於子宮體肌瘤，子宮體肌瘤與子宮頸肌瘤之比為 12：1。子宮體肌瘤常是多發性，但子宮頸肌瘤卻常是單發的，而子宮頸平滑肌瘤根據腫瘤組織來源分為原發性和繼發性。若是繼發性的感染，子宮頸管會阻塞影響精子上行，而導致不孕。

▶ 每 2 ～ 3 位婦女 就有 1 位患子宮肌瘤

子宮肌瘤是子宮最常見的腫瘤，大多是良性，惡性的機率不到 1%。子宮肌瘤好發於生育年齡期 20 ～ 50 歲的婦女。根據美國約翰霍普金斯大學婦產部的調查（Novak and Woodruff, 1979），子宮肌瘤的發生率大約是 20 ～ 50%，也就是說，每 2 ～ 5 位婦女就可能有 1 人有子宮肌瘤。年紀愈大的婦女，比例愈高，特別在更年期前後，透過超音波掃瞄檢查，甚至達 40 ～ 50%。

▶ 依症狀選擇治療方式

無臨床症狀的子宮肌瘤，不必急於處理，可採藥物治療配合定期追蹤方式，一直觀察追蹤到更年期以後，因卵巢分泌雌激素減少，會使肌瘤日漸萎縮。至於何時才需要開刀處理，必須考量患者的年齡、是否想再生育、其臨床的症狀輕重及藥物治療效果，通常婦產科醫師都可以為患者做最佳的判斷。一般來說，子

好孕加油站！

子宮肌瘤主要三種類型

· **黏膜下肌瘤**：肌瘤生長突出於子宮腔，造成子宮腔變形，
　影響胚胎著床及胎盤附著，容易導致不孕及流產。

· **子宮壁內肌瘤**：肌瘤長在子宮壁內，如果超過 5 公分以
　上，或生長位置不當，可能影響精子移動或胚胎著床，導
　致不孕，或是造成子宮早期收縮而發生早產。

· **漿膜下肌瘤**：肌瘤生長在漿膜下，但突出於子宮外壁超過
　其體積 50％以上。通常不太影響懷孕，除非長太大。

宮大小已超出骨盆腔，經血過多甚至造成貧血，肌瘤生長速度太
快，停經後仍繼續生長，明顯壓迫症狀或肌瘤變性，才會考慮動
手術。此外，罹患子宮肌瘤而想生育的婦女，應該接受不孕症專
科醫師評估是否需要先行手術處理肌瘤再懷孕。

難關五：陰道健康亮黃牌，好孕叫停

　　陰道（vagina）是一種纖維肌形成有彈性的柱狀通道的性
器官，主要利於雌雄性交與分娩時的產道。在胎盤哺乳動物中
（特別是靈長類），月經常是代表生殖繁衍能力的象徵，也是
陰道另一個主要功能──週期性從子宮內膜剝落的黏膜組織和
血液藉由陰道排出。陰道的型態大小與部位隨物種而不同，甚
至同一物種在大小上亦有差異。人類陰道介於陰戶的開口到子
宮之間，但陰道的末端止於子宮頸。

　　陰道長度東方人約 4 ～ 12 公分，西方人約 7 ～ 15 公分左

右，直徑約 2.5 公分左右的空腔器官。其主要的組織為彈性較佳的平滑肌，尤其是陰道口部分分布有大量的神經末梢。哺乳動物的陰道內部表面是黏膜構成，顏色通常是粉紅色。

　　陰道內腔包圍子宮頸，陰道穹分為四個區域；分別是前部、後部和兩邊側部。陰道在其上方三分之一，中間三分之一與下三分之一都有支撐。上方的三分之一是由提肛肌和韌帶所支撐，這些地區也被描述為在主韌帶橫向和宮骶韌帶後外側。陰道的中部三分之一涉及泌尿生殖隔膜。下部三分之一的陰道和會陰體有關，它有時被描述為含有會陰體、盆腔隔膜和泌尿生殖隔膜。

▶ 女性外生殖器結構圖

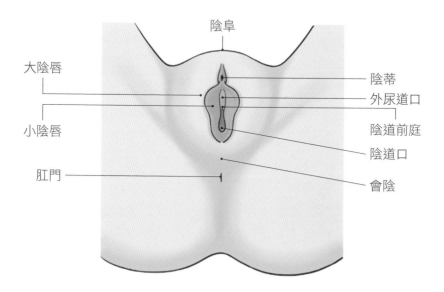

而陰道壁可分為四層。第一層是鱗狀上皮，其形成摺痕或皺褶，並讓陰道在生育時可以擴張到足夠大的程度。該皺褶是一系列由陰道外三分之一的壁所摺疊產生的脊，這些橫向上皮脊的功能是提供陰道在延伸和拉伸時有足夠的表面積。陰道的第二層是結締組織，其中含有血管。第三層是肌肉層，它是縱行肌的外層，以及環形肌的內層。第四層是結締組織的外層，它連接到骨盆的其他器官，是由血液和淋巴管和肌肉纖維組成。

陰道口是在外陰的尾端，尿道開口的後面。陰道上部的四分之一和直腸之間有直腸子宮陷凹將兩者隔開。在陰道上方有一層稱為陰阜的脂肪墊，包圍恥骨，並在陰道性交過程中提供保護。

關於陰道的分泌物

正常的陰道分泌物是無色透明的，在排卵期尤其明顯多些。當分泌物的顏色、量、味道有異常時，便要警覺是否陰道受到感染，應到婦產科門診檢查，必要時接受治療。正常陰道並不是無菌的狀態，而是好的（如乳酸桿菌）、不好的細菌（如念珠菌）都同時存在，且菌叢間維持著生態平衡的關係，就像一個社會上有白道、黑道，甚至灰道一樣。完全沒有壞人的社會也會讓警察變得無存在的必要。

陰道的酸性的環境，平日會抑制不好的菌叢發展。正常的陰道環境是好菌較多、壞菌較少，平常就好壞菌相安無事，壞菌也不會亂作怪。陰道內含的少量分泌物具有自淨功能，因此，不必再特別使用酸性及鹼性洗劑來清潔陰道，以免破壞陰

道抗菌功能，引起感染。可是當人體因熬夜、壓力大等因素，再加上不良飲食習慣，如不愛喝水、常吃甜食、油炸、燒烤等，造成抵抗力下降，以及偏愛穿著牛仔褲或丁字褲、不常更換衛生棉或護墊、慣用陰道洗潔液、皂鹼成分的私密清潔用品，甚至性生活頻繁等種種因素，壞菌趁機作亂，治安就開始拉警報，都是造成女性容易反覆感染陰道炎，二、三天就出現槍擊案，容易引發社會不安，造成陰道出現感染及不適感的原因。

感染降低精子戰力

在月經前後，陰道的酸度不足，這時特別容易被病原體侵入，而男性的生殖器官容易把細菌和髒東西帶進陰道，導致女性陰道感染發炎。如果感染而沒好好治療，細菌會往上侵犯子宮，造成子宮內膜的發炎。

陰道若出現感染，會導致精子大兵面臨嚴重挑戰。射精後的兵源雖然數量充足、活動力強、戰鬥力好，但進入感染中的陰道環境內，就好像軍隊進入槍彈叢林的戰區中，難以發揮正常戰力。鹼性的精子首先碰到酸性環境就容易水土不服。

若有陰道發炎的情況，大多數的精子會被不好的細菌吃掉，只有堅強的戰士才能往子宮頸方向游動。到了子宮頸又深陷黏液中，有如置身於流沙區。好似美國之前的黑鷹計畫，精子特種部隊到索馬利亞進行攻堅任務，結果因為策略錯誤，空降到敵軍滿佈的地方，一到地面就被增多的壞菌及白血球所消滅，進而阻礙做人計畫。

熬夜、泡溫泉易感染

由於女性特殊的身體特徵，女性若是泡在溫泉中過久，也容易使陰道中正常的酸鹼度與益菌生態受破壞，使得陰道容易受感染，而產生發炎的現象。一般溫泉水並不會感染陰道炎，因為高溫的溫泉水是少菌的，但如果溫度降到攝氏40℃以下，就可能造成細菌滋長。

泡溫泉太久時陰道的 PH 值受到溫泉水的影響而上升到 6以上，就成為壞菌，特別是念珠菌很喜歡的環境。如果在上大號後，不小心將大腸桿菌擦到陰道中，或是手沒洗乾淨，也會讓細菌跑到陰道內而出現細菌性感染。陰道的壞菌增生，白色分泌物就會變多，或出現像泡牛奶沒有完全沖開的黃色渣渣，會產生魚腥味，也使人陰部發癢。陰部感染會影響精子活動力，造成受精阻礙。

由於生活工作的壓力，經常應酬、夜生活頻繁，經常加班到很晚才休息，生物時鐘被打亂，身體抵抗力下降，私處免疫力不斷降低，有害菌乘虛而入，即便平時注意個人衛生，但抵抗力差還是會誘發炎症的感染。

建議女性要保持輕鬆的心態，微笑面對生活，身體抵抗力也能隨之上升，疾病也會跟著減少。

難關六：內分泌失調流失好孕氣

有的女性婚後多年，性生活正常，卻懷孕無望。去醫院檢查，醫生告知，先調調內分泌。追究原因，是因為內分泌失

調，使得大腦皮質對內分泌的調節不靈；或是卵巢及子宮內膜受損，對女性激素的反應不靈敏，反射性地影響內分泌的調節，降低了受孕成功的機會。

內分泌對於身體運作的功能猶如齒輪油之於車子，內分泌就像機械間的齒輪油，是協調各器官組織間很重要的潤滑劑；身體的內分泌器官如腦垂體、胰島組織、甲狀腺、腎上腺、卵巢、睪丸等，會分泌荷爾蒙（激素）；卵巢可分泌雌激素讓女性皮膚細嫩、有乳房性徵；睪丸可分泌雄性激素，產生雄性性徵；腎上腺分泌腎上腺素，以應付緊急狀態。

簡單來說，體內不同部位的內分泌器官基本上是處於一種協調的狀態，彼此之間也有策略聯盟，協調互補。

內分泌是人體生理機能的調控者，它透過分泌激素在人體內發揮作用。女性月經週期，若黃體激素增多，而雌性激素則相應減少。內分泌失調是很多女性曾經經歷過的，內分泌失調其實就是女性體內的性激素紊亂，可是因為內分泌失調引起的不孕，卻是很複雜的一件事。

內分泌正常如資金到位

人體的內分泌系統，主要包括松果體、腦下垂體、下視丘、甲狀腺、副甲狀腺、胸腺、胰腺、腎上腺和性腺（卵巢、睪丸）等內分泌腺。這些內分泌腺能分泌各種荷爾蒙。荷爾蒙隨血液輸送到它作用的細胞，藉改變體內的化學變化，來協調生理機能。

一旦內分泌器官出問題或產生失調，全身的運作都會出問

題，不僅影響生殖功能，也使身體全面性的機能大亂。以工廠資金來比喻內分泌系統，如果資金沒到位，工廠就無法增添設備繼續生產精卵成品，而影響精卵的製造、成熟及品質，排卵異常或造精能力下降，都會導致不孕。內分泌器官會影響生殖荷爾蒙的運作，如甲狀腺功能低下，會抑制排卵讓月經不來；腦垂體分泌過多的泌乳激素，會造成乳房乳頭分泌乳汁，抑制排卵；腎上腺若過度亢進，會分泌過多雄性素，將抑制排卵。

像一名 20 多歲的就讀大學的女子總是喜歡在半夜上網，屬於網路視訊族，一上網就下不來，經常是凌晨 1、2 點才會下網，3、4 點才睡覺也很常見，但是白天又得要上課，睡覺時間不但不夠，上課時打瞌睡也是家常便飯。

這位女子長時間日夜顛倒的生活著，卻不知道自己的內分泌已經出現紊亂，不但月經期已經不按照規則時間，竟然在最近還出現乳頭分泌出乳汁，令她大驚失色，趕緊跑到婦產科就醫。日夜顛倒會導致泌乳激素增加，不但會造成月經不來，甚至會分泌乳汁，還會導致不孕，屆時想要生小孩可是會生不出來喔！

壓力、藥物是內分泌殺手

一對夫妻分別在高科技及金融業工作，結婚後遲遲不能懷孕，一開始，因為兩個人工作都很忙，所以也沒有太在意生孩子這件事，但隨著年紀漸漸大了，夫妻倆就開始計畫著要趕緊懷個孩子，可是，不管再怎麼積極，一年過後還是沒有任何消息，便來醫院求診。

經過檢查，原來是妻子的甲狀腺（THS）低下，再加上公婆個性比較嚴肅，生活壓力十分大，以至於新陳代謝變慢，且卵巢的卵泡長不起來，也就是無法排卵。

這就是典型因為內分泌失調和壓力所造成的不孕，如果沒有其他生理上的問題，經過一陣子調理，想要成為爸媽的心願還是有可能達成的。

此外，器官有腫瘤、腺瘤、病變（如多囊性卵巢症），或者雌激素與黃體素分泌的比例不正常，如糖尿病患者的胰島素抗性高，都可能導致內分泌器官失調，造成排卵異常。壓力也會造成幾個內分泌器官間的不協調。身體受感染如感冒也會誘發甲狀腺亢進、低下或免疫抗體的攻擊。有些人長期服用藥物、暴露在過高的輻射中，或者吃進受放射線污染、含有棉酚、塑化劑等環境荷爾蒙的食品，也將導致卵巢、睪丸早衰、抑制排卵或造精，使生殖功能出現障礙。

如要懷孕者，除了盡量在 35 歲前生第一胎，並攝取足夠的維生素 C、B 群、葉酸之外，也要調整生活減輕自身壓力，因為壓力也可能造成生殖內分泌不平衡與不協調，導致不排卵、不孕。

壓力的確會造成一般人所說的內分泌失調，更是會對身體帶來不少壞處。一般女性都非常注重外在容貌保養，讓外在隨時都容光煥發，但其實女性內分泌問題才是女性健康美麗的殺手，女性內分泌失調主要由雌激素、黃體素，以及一些雄激素所控制，女性內分泌失調都源於這三個激素作用的多寡。

難關七：免疫性不孕

免疫不好的影響是全身性的，也會使生殖年齡期女性面臨不孕或重複性流產。身體有自己的領域性，免疫機制如同海關或防守的禁衛軍，會審核是不是歸屬自己身體的物質，如果是，即同意它在體內通行無阻，像取得了一國的護照，可自由的進出海關，在國境內通行無阻；如果不是，一旦發現被辨識為對身體有害的敵人，就要將這些物質逐出體外，或以武力消滅非我族類的不友善入侵者，以防止未來作亂的可能。

近年來研究新發現，母體體內有一種免疫細胞，稱為「自然殺手細胞（natural killer cell，NK cell）」。在正常狀態下，這種免疫細胞扮演保護人體的第一道防線，由骨髓製造出現在血液中；經由胸腺誘導，可以攻擊外來的細菌和病毒，或殺死腫瘤細胞等。自然殺手細胞除了在周邊血液裡之外，在子宮內也有這種免疫細胞。但是子宮內的自然殺手細胞和周邊血液的自然殺手細胞不同，除了有避免感染的作用外，對於著床也有相當大的助益。然而如果子宮內出現過量或功能過強的自然殺手細胞時，就有可能造成不孕或是流產。

精子對母體是外來物

若是在月經期間有性生活，男性的精液很容易和經血直接接觸而發生抗原作用，精子對母體而言，就是一種外來物，它到達女性體內後，也會面對免疫大軍的審核，使其中的免疫細胞產生「抗精子抗體」，看看它能否符合規定。免疫能力有問

題的女性，一遇到男性的精子，就不由分說的啟動免疫機制，分不清到底是敵是友，防衛心很強的免疫系統會全體攻擊它，而出現抗體對抗精子，將它一舉消滅掉。

即使精子大軍中的特種部隊，躲過初期免疫系統的追殺，一路挺進到輸卵管中，與卵子相遇，卻可能出現精卵排斥，讓精子無法進入卵子。卵子一直把精子拒於門外，使精子的活動能力降低，卵子無法與精子結合，過了 24 小時後就死亡。

簡而言之，「抗精子抗體」會對各方面造成不良影響。

胚胎是雙重國籍的混血兒

胚胎就是一個擁有雙重國籍的混血兒，有些免疫系統很固執，不接受有雙重國籍者著床。就像實施貿易保護政策的國家，不讓其他國家的人有機會居住或開發利益。

到了要著床時，胚胎仍會再次受到免疫系統的嚴密監控。過強的免疫系統質疑混血的受精卵非自己人時，子宮內膜又會拒絕讓其著床。就算免疫系統未及時抓出混血兒，讓受精卵著床，但日後還是會再進行戶口普查。一旦發現雙重國籍者，管理員就會直接把它趕走，而出現流產症狀。

疾病易造成免疫性不孕

無論男女，當然是健康狀況愈好愈適合受孕，因為在有足夠體力與能量的情況下，再搭配充足的營養，能讓胎兒健康苗壯。如果女性有慢性疾病或癌症、自體免疫性疾病、肝病、腦

部病變、腎臟疾病時，比較不容易受孕，因為健康狀況不佳時，生殖荷爾蒙也容易紊亂，甚至有家族性疾病的人，例如染色體異常，也會造成不易排卵的問題。尤其現在社會環境不佳，長期曝露於電磁波、X光或輻射線下，易讓胎兒產生異常與流產，所以孕婦最好遠離這類物品。

　　容易造成免疫性不孕的疾病原因，包括罹患紅斑性狼瘡、類風濕性關節炎、僵直性脊椎炎、雷諾氏症等，都是讓女性身體出現排斥精子或受精卵的情況，使其著床失敗或發生重複性流產。有些人罹患血液方面的免疫疾病，如血球沉降速率太慢、抗凝脂質症候群，也會造成不孕。現有的檢查有其極限，如果身體檢查都沒有查出前述的任何一種原因，但卻無法有孕，也都會被歸類在免疫性或不明原因的不孕範圍。

第三章

做爸爸的四大「勁敵」

他是業務員，來看診時才 35 歲，正值年輕力壯的年紀，但進診間時，卻苦著一張臉，他問我，為什麼不管他怎麼努力，老婆卻一直沒有消息？

身為獨子，來自長輩來的壓力不小，再加上工作並不輕鬆，長期累積下來，讓才 35 歲的他看起來像是 50 歲一樣。

做了全面性的檢查，發現他的問題還真不小，除精蟲活動力不足、勃起困難外，精子的數量也不夠。這樣的情況如果沒有及早治療，想順利當爸爸實在是天方夜譚。

事實上，除了以上這個例子，也有許多類似的情況，雖然男性對生育所扮演角色不如女性重要，且其問題不如女性來得複雜，但如果男性生殖器官出現問題，如無法正常勃起射精，或因病變而出現精子、精液的異常，也會成為影響生育的因素。畢竟在懷孕之初，精子扮演至關重要的角色。

根據統計，男性不孕原因約占 45% 左右，與女性不孕原因差不多。而男性不孕症是指其精子數量不足、活動力不佳、外觀不正常，亦或本身精子製造生成有問題，所導致的不孕。

勁敵一：精子、精液異常大挑戰

　　男性的睪丸是製造精子的工廠，左右各一粒，正常男性的睪丸大小約 15 ～ 26 立方厘米，每粒睪丸重 10 ～ 20 克，質地中等，呈橢圓形。如果睪丸的體積小於 11 立方厘米，質地像人的嘴唇一樣柔軟，表示睪丸功能不良。睪丸中的曲細精管是生產精子的基地，從精原細胞成長成為精子，大約需要 3 個月時間，成人每克睪丸組織 1 天約可產生精子 1000 萬個。

　　精子是男性生殖細胞，由男性的睪丸所產生，在高倍顯微鏡下看狀如蝌蚪，時時都在游動。精子的前面是一個卵圓形的頭部，後面是一條呈絲狀的小尾巴，精子就是倚靠這條小尾巴的擺動，以驚人的速度向前游動。每分鐘前進大約 3 毫米，如果遇到子宮頸黏液的阻擋，則會變慢。從男人射精到子宮頸口，精子要通過子宮腔、輸卵管，到達輸卵管壺腹部位，大約需要 15 ～ 30 分鐘，速度快慢除了取決於精子本身的游動能力外，子宮收縮也能幫助精子快速移動進入輸卵管。

　　精液是由睪丸產生的精子與前列腺、射精囊、尿道球腺所分泌的液體混合而組成的。由睪丸產生的精子儲存於副睪，射精時精液通過輸精管道排出體外，精液為精子的存活和輸送提供了良好的條件。

　　至於精液是否正常，則可從以下幾個方面進行分析（根據世界衛生組織 2010 年男性正常精液標準）：

- **顏色**：正常為灰白色，禁欲時間長者呈淡黃色。
- **精液量**：每次 2 ～ 6 毫升。超過 8 毫升稱為精液量過多症，不足 1.5 毫升者則為精液量過少症。

- **精液酸鹼度**：7.2 ～ 8.6，平均 7.8。
- **精液液化情況**：30 分鐘完全液化。超過 1 小時不液化者稱為精液液化不良症。
- **精液中精子數量**：每毫升不足 1500 萬者稱為寡精症。
- **精子活動力**：前向運動精子數量不少於 40％。
- **精子形態**：以嚴格庫格式染色標準來看，正常形態精子不少於 4％。

如果送檢的精液化驗結果與上述數值比較出現明顯差距，則應疑患有男性不孕症。當然，不能僅憑某一項指標就下結論，應進行綜合分析，並在 2 ～ 3 月後再複查一次，方可確診。

▶ 精子性態圖

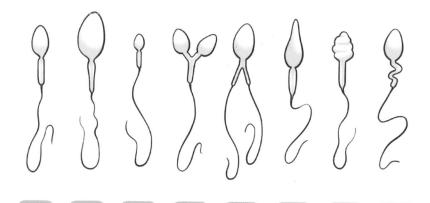

| 正常 | 巨頭 | 小頭精子 | 雙頭精子 | 雙尾巴 | 尖頭 | 頭部粗糙 | 中節異常 |

受孕過程中，精子的角色也很吃重

父親的子弟兵本身若有問題，如睪丸工廠的產能不足，使精子數量不夠；或產出的良率太差，精子形態不好；還是精子活動力不好，派出來的都是老弱殘兵、無心戀戰的少爺兵，訓練不精良的軍隊屢戰屢敗。另外，正常的精子能夠穿透卵子外殼（透明層）而受精，精液若出現異常，裡面有抗精蟲抗體，一旦精子產生抗體，會讓精子黏在一起，無法游動，便會造成精子之間頭部相碰或是尾端相碰的情形，此時精子沒辦法鑽到卵子裡以至於不能受精而造成不孕；或精液裡可能有感染，會產生白血球，反而吃掉精子，出師未捷身先死，自然更難贏得戰役。

受到感染、有精索靜脈曲張症狀或受藥物影響，都會影響精子的數量及活動力。

由於精索靜脈曲張導致毒性代謝產物二氧化碳（CO_2）、類固醇、兒茶酚胺或前列腺素增多，到達睪丸而產生不良影響。同時睪丸局部充血，氣血平衡失調，使精子形態及活動力受到影響。

長期服用藥物，如糖尿病的降血糖藥物、治療僵直性脊椎炎的類固醇藥物或化療藥物，藥物中的鎮靜劑、安眠藥、抗癌藥物、化學藥物中的馬利蘭、激素類藥等有礙於精子的生長，久了都會造成精子的品質下降，因此男性應盡量避免長期、大量接觸這類有害物質，這些會對精子造成傷害，使精液出現不正常的狀態。

先天異常導致造精衰竭

另外，先天染色體異常，也會形成無精症。男性的第23對性染色體多了一條 X 染色體（即為 47，XXY），稱為克萊費症候群（klinefelter's Syndrome），將使睪丸在青春期以後慢慢衰竭不會造精。隨著年齡漸長，睪丸造精能力愈弱，約在成年 20 歲之後，就停止造精而變成無精症。

此外，睪丸的先天發育不良如隱睪症，睪丸在腹腔中沒有降下來，隱睪症患者的睪丸位於溫度較高的腹腔內，易讓睪丸造精機能受到損害，甚至失去造精能力，且隱睪症容易讓睪丸長惡性腫瘤。或輸精管道發生障礙、無輸精管、尿道下裂或逆行性射精，射精後卻沒精液或精液只有一點點，大部分則逆行射入膀胱，也會造成男性無精症。

逆行性射精又稱為乾射精，是指性行為時可以射精也有快感，但精液不從尿道射出，反而逆向射入膀胱。

造成逆行性射精的主要原因，是攝護腺經手術或有慢性病如糖尿病的病人較會出垷這樣的病狀，糖尿病患者末期引起交感神經病變，膀胱和尿道交接處的膀胱頸口阻塞，導致射精時精液反向流到膀胱，因而造成男性不孕症。一些環境毒素也會影響，病人過度抽菸也會損害睪丸造精能力。

勁敵二：精索靜脈曲張

人體的血管分為動脈、靜脈及微血管。血液自心臟經動脈、微血管流經全身，提供各組織所需的氧氣與養分，並搜集體內的

▶ 精索靜脈曲張圖

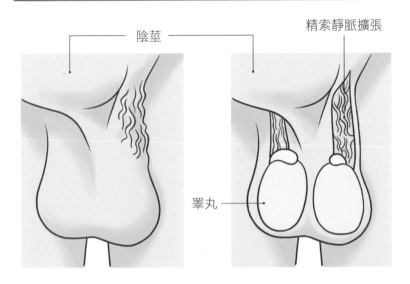

陰莖

精索靜脈擴張

睪丸

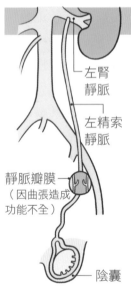

左腎靜脈

左精索靜脈

靜脈瓣膜
（因曲張造成
功能不全）

陰囊

正常：
靜脈瓣膜正常，可擋住血液回流。

血液往上流

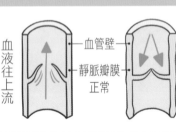

血管壁

靜脈瓣膜正常

瓣膜阻擋血液逆流

異常：
靜脈瓣膜不全，擋不住血液回流，血管因血液回流而膨脹粗大。

靜脈瓣膜不全

血液逆流造成血管膨脹

廢物經靜脈流回心臟，構成一體內循環。靜脈的血流緩慢且壓力小，內有瓣膜可防止血液回流。當靜脈瓣膜閉鎖不全時，加上受地心引力的作用，血液會大量地積聚於遠端的靜脈內（如精索靜脈）而造成靜脈的過度負荷，使得靜脈壁因彈性疲乏而逐漸變得薄弱，形成所謂的「靜脈曲張」或「靜脈瘤」。

精索內蔓狀靜脈叢的血液自睪丸匯集後，分別流入左右兩側的精索靜脈。右側精索靜脈直接注入下腔靜脈內，左側的精索靜脈則先呈直角注入左腎靜脈，血液因而較右側容易鬱積。如果靜脈瓣膜的閉鎖功能又不全，即易造成血液逆流，使得蔓狀靜脈叢內的血管產生不正常的鼓脹，形成了精索靜脈曲張。

精索靜脈曲張為男性精索靜脈產生不正常的腫脹。一般年輕男性約 10 ～ 15％會有精索靜脈曲張的現象，且 90％以上位於左側，兩側皆發生精索靜脈曲張的病患約佔 3％。

清運廢物的管道不能不通暢

睪丸要造精，必須血液循環良好，可讓養分經由睪丸動脈輸送到睪丸組織內，讓其生產精子，睪丸靜脈血液若倒流，無法順利回到心臟，造成睪丸靜脈曲張及睪丸充血，患者容易有痠痛症狀，而且睪丸製造精蟲能力會受影響，進而造成不孕。動脈之於睪丸就好像水電供應之於工廠，水電供應使工廠啟動運作，還會清運生產過程中的垃圾、廢水。精索靜脈就是為了處理睪丸不需要的廢物，如二氧化碳、代謝廢物。

如果清運廢物的管道阻塞，不夠通暢，通常久坐就會造成精索靜脈曲張，使得精索靜脈的回流受阻而脹起來，無法發揮

帶走垃圾廢物的功能。試想一下，如果新竹科學園區裡暫停垃圾收取，久了一定會臭氣沖天、孳生蚊蠅細菌，使作業員易生病；或廢水累積排不出，睪丸血液循環回流不好、廢物輸出不去，會使造精功能變差，而影響生育。

睪丸精索靜脈曲張是指環繞睪丸的蔓狀靜脈叢的細靜脈血管過度曲張，在站立或腹部閉氣用力時，用手觸摸陰囊表面，可以感覺到有如摸到一小袋的蚯蚓，輕度和中度症狀更會感覺睪丸脹痛或鼠蹊部有墜落感，在腹部過度用力或站立太久時症狀更為明顯，以肉眼即清晰可見擴張的靜脈，有如「包在袋子裡的蚯蚓」。

臨床調查統計顯示，15％的男性具有睪丸精索靜脈曲張症狀，但並不會危害健康，也不會造成身體的不適，通常好發於身材高瘦的男性身上。由於睪丸左側內精索靜脈的走向關係，臨床上精索靜脈曲張大多數發生在左側睪丸，單純的右側或兩側睪丸發生精索靜脈曲張的病例不多。

睪丸精索靜脈曲張會導致陰囊溫度升高，進而造成精子數量稀少和精子活動力降低或者無力，臨床上有 15％ 的男性因為睪丸精索靜脈曲張而降低使女性伴侶懷孕的機會。

精索靜脈曲張可以手術治療

精索靜脈曲張是男性常見的泌尿道疾病，亦為導致男性不孕的主因之一。男性不孕症的患者中，約 20 ～ 40％ 罹患精索靜脈曲張；而 65 ～ 80％ 精索靜脈曲張的患者，其精液品質亦較正常人差。

主要是因血液的鬱積使得睪丸溫度上升，而影響睪丸產生精子的能力。其他如血液鬱積所造成的睪丸缺氧，與來自腎上腺的代謝物逆流入睪丸，及整個下視丘──腦下垂體──睪丸功能的改變，都可能是精索靜脈曲張造成不孕的原因。

在接受外科手術治療後，70%的患者之精液品質可獲得改善，受孕率則提高至 40 ～ 50%。建議男性不孕症的病患應接受詳細檢查，確定是否罹患精索靜脈曲張，以便採取手術治療。

若僅有輕微的不適，可採取藥物控制或陰囊支托的方式；如果疼痛劇烈或有不孕的疑慮，則應進行高位結紮手術。先將患者作局部或半身麻醉，再於腹股溝部上方切開約 2 ～ 3 公分的傷口，將腫脹的靜脈血管結紮即可，過程簡單又安全。手術後，曲張的靜脈叢會逐漸消失，且多數患者之精子的活動能力可望提高，精液的品質亦能獲得改善。

勁敵三：性功能障礙抹殺男人雄威

性功能障礙的範圍很廣，甚至很抽象，從先天性的無陰莖、陰莖短小發育不全、隱睪症，到後天性的陰莖勃起困難、陽痿、早洩、射精過遲、性生活不協調都包括在內，對正常生育都會造成不同程度的影響，其中以陽痿和早洩最常見。

男性有勃起功能障礙，是心中最深的痛處。男性陰莖的海綿體無法完全充血維持相當時間的堅挺勃起狀態，進而經由性行為將精液射進女性陰道裡，或者只是有氣無力的在陰道口虛晃一招後射精。小弟頭抬不起來，就無法將精液順利送到陰道的深處，太太自然不容易懷孕。

台灣有人做過非正式的統計，40 歲以上的男性可能有三分之一，甚至一半以上，估計全國有近百萬男性面臨此一困擾，會有大小不同程度的性功能障礙，而無法勃起的原因除來自心理因素外，也可能是慢性病或外傷引起，抽菸、酗酒、藥物和荷爾蒙不足也是原因，包括陰莖無法勃起或勃起難持久、勃起不夠堅硬。勃起要倚賴副交感神經作用，過程需要身體放鬆才能達成。之後到高潮時的射精卻又需要交感神經的作用，讓陰莖底部的肌肉收縮，才能將射精管內的精子壓出去。男性勃起能力不好，不論是無法射精、陽痿早洩，或是小弟無法抬頭挺胸，亦或是舉而不挺、挺而不堅等性功能的低下障礙，都會使射精有障礙，自然就難受孕。

少運動、多壓力雄風不再

勃起障礙已非中老年人專利，自從線上遊戲、智慧手機、平板電腦普及後，門診確實發現有不舉困擾的年輕人較五年前增二到三成，且普遍都有少運動、電腦使用時間長等習慣，男性原本就會分泌少量的女性荷爾蒙，但熬夜會讓內分泌失調，抑制睪固酮（男性荷爾蒙）生成，導致男性對性刺激的敏感度下降。

從 35 ～ 45 歲的熟男上班族，因為工作壓力大有勃起困擾的比率也大增兩成。曾經有過這樣一個案例，夫妻倆，丈夫 36 歲，妻子是 32 歲，急著懷孕，也是一直沒有消息，於是夫妻倆一起來求診，經過檢查，其實問題不大，主要還是起因於平日運動量太少，工作壓力又大，再加上「想懷孕」的心理壓

力，造成了「心因性勃起障礙」，了解了原因和經過適當的治療後，才總算獲得改善。

事實上，缺乏運動、運動量不夠，就會造成身體局部的血液循環不流暢，而男性勃起需要血液先進入陰莖內，而回流的瓣膜關閉後才會勃起。如果血液循環不好，血流灌入陰莖的程度不足，就會使小弟無法抬頭或勃起來一下又軟掉。

另外，可能因疾病或肥胖、生活習慣不正常，如抽菸也會讓男性中看不中用。抽菸會讓血管收縮，使陰莖的血流灌注不進去，就脹不起來。壓力等心理因素也常會造成勃起障礙。我曾經在臨床上接觸過一個案例是先生外派工作，而沉溺於交際應酬等場合，或經常逢場作戲，玩得太激烈，回家後就覺得對太太很愧疚，造成只要在一起就無法勃起。

疾病影響小弟難強

循環與血管疾病特別會影響男性勃起的能力。舉例來說，勃起組織的靜脈阻塞不良可能會導致血液在關鍵時刻大量自陰莖向外流出。勃起硬度不足可能也是高血壓所造成的後遺症，因為血管內的相關沉積物會影響陰莖的血液循環。然而，勃起硬度不足也有可能是抗高血壓藥物治療所引起的副作用。

還有一種造成勃起障礙的可能，是神經控制較遲鈍，通常是受疾病所影響，如糖尿病、僵直性脊椎炎、性病感染或脊椎損傷患者，都會導致神經的傳導有問題，糖尿病是一種代謝疾病，也可能會導致血管內出現沉積物，因此影響血流，導致流入勃起組織的血液不足。

還記得有一個案例便是因為脊椎受傷而引起。他是一位工地的領班，在一次意外中，被倒下的鷹架壓傷，傷的地方剛好在脊椎的位置，後來雖然撿回了一條命，但卻造成了勃起障礙。類似這種傷害，最後也可能僅能以人工受孕的方式來完成他想要做爸爸的願望了。

此外，高血糖濃度通常會破壞神經，這也會影響誘發勃起的訊號傳遞，也會造成龜頭的神經感覺較遲鈍，即使經過刺激也沒什麼感覺或反應，使勃起有障礙，也不易誘發射精反射。此外，還有些性功能低下是反應男性的健康出問題。因為陰莖的血管直徑與心臟的冠狀動脈、腎臟的腎動脈、腦血管的大小差不多，見微知著，如果有勃起問題，也要同時懷疑有沒有心血管疾病的疑慮，並且需要多注意心血管健康。

另外，像前列腺疾病通常也與勃起問題有關，針對前列腺癌的手術可能會破壞參與勃起的神經。

勁敵四：生殖系統感染威脅造人大業

常見的男性生殖道感染，如細菌性尿道炎，會導致尿道感染、膀胱感染、生殖道也會產生前列腺發炎、射精管發炎、輸精管發炎，細菌感染睪丸的情況較嚴重，感染的結果，導致這些部位嚴重感染；直接影響精子的活力和動力，致使精子質量明顯低下，死亡精子數目明顯增加，也會破壞摧毀造精工廠的生產線，形成化膿或讓負責作業的細胞死亡。具有受孕能力的精子數量減少，活動力降低、形態異常，有的能力低下或失去進入卵子並與卵子結合的能力；或直接導致無法造精。

包皮常見問題

包皮包莖對比圖

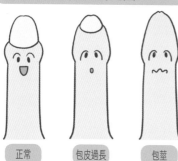

正常　　包皮過長　　包莖

包皮種類圖解

假性包皮　　真性包皮　　包皮嵌頓型

假性包皮　　真性包皮　　包皮嵌頓型

生殖器疣

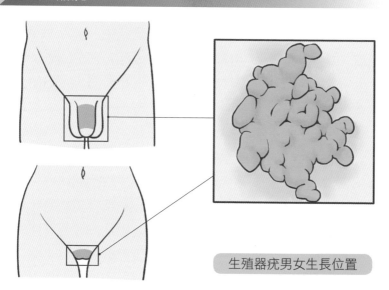

生殖器疣男女生長位置

包皮過長容易引發包皮炎、龜頭炎、尿道炎，如果遇到感染源的話，還可能增加生殖器疣、皰疹等性疾病的感染。包皮過長容易藏污納垢，又不重視清潔，導致感染或反覆性感染，使輸精管阻塞、睪丸纖維化，就無法造精及運精，會演變成無精症。包皮過長不僅危害了男性自身的健康，同時也間接危害著女性的健康，也容易造成男性不育，由於包皮垢感染而引起攝護腺炎，降低精子活動力和精液黏度，可造成不孕。細菌性感染也可能是因為性行為的多樣性，如口交、肛交前沒清潔好，就直接行房，也容易造成感染。

清潔不徹底感染跟隨你

常常有人在口交前才剛進食完畢，口腔很多細菌，晚上做完之後就一睡到天量，睡醒再做一次，特別蜜月期時，最容易發生俗稱蜜月症候群的生殖或泌尿系統的感染，蜜月期間因房事過度，或不潔感染，引起精神不佳、氣色不好、泌尿道感染、生殖器感染……醫界統稱之為「蜜月症候群」。如細菌性尿道炎、陰道發炎、膀胱炎等。

外陰部的不夠清潔，或解尿後沒有適當擦拭，則易引起蜜月膀胱炎、陰道感染，甚至導致尿路感染、急性腎盂腎炎。若不慎感染風寒，則男女都會出現腹部漲痛、陰部縮痛等現象。

若感染反覆發生，易造成尿道狹窄或輸精管阻塞壞死，而無法造精及運精。若感染淋病、梅毒、淋巴性肉芽腫等性病，也會導致生殖系統的阻塞、睪丸纖維化等障礙。

PART 2
對症下藥重獲
做爸媽的權利

　　其實遇到不孕問題，最重要的是先找到原因，才能有效的對症下藥。現在的醫療科技進步，面對身體機能出現問題，並不是絕對不能懷孕，而是懷孕的機率較低，經過醫療介入處理之後，很多都可以獲得改善，也能相對提高懷孕率。如果遇到 Part 1 第二章所描述的不孕困擾，在現今的醫療上是否有方法可以處理呢？

第四章

如何讓女人好「孕」一生

近年來女性不孕呈現上升的趨勢，不孕症是女人一生的痛，給年輕的夫妻帶來不可估量的傷害，女性不孕不是一個獨立的疾病，而是多種疾病的一個臨床表現，其病因非常複雜。因此，要及時掌握不孕的蛛絲馬跡，治療不孕症宜早不宜遲，同時女性朋友還要加強預防不孕的自我保健意識。

如果有不孕的困擾或懷疑有不孕的可能，最好儘早到醫院就診進行檢查找出原因，選擇適當的對策來治療，就可以提升懷孕的成功機率，早日一圓當爸媽的夢想。

對策一：解決排卵障礙先找病因

排卵障礙的原因很多，其中卵巢因年齡增長而老化是最常見的，此外，卵巢罹患疾病或有荷爾蒙疾病、受藥物影響、卵巢曾開過刀等，都會造成卵巢功能的障礙。

一般超過 35 歲高齡女性，排卵能力會下降，以及多囊性卵巢症候群、卵巢腫瘤（水瘤、巧克力囊腫、卵巢良性腫瘤等）、早發性卵巢衰竭等等都是排卵障礙的原因。

原因 1：高齡

有一名 34 歲的婦女來找我，希望我能幫助她和先生順利懷孕。

她說，她 30 歲就結婚了，之前也曾經懷孕，但總是在 6 ～ 8 個月的時候流產。之後，也聽長輩的話，吃了整整一年的中藥來調理身體，但還是無法如願的懷孕。

我為她排了一系列的檢查，發現她有一邊的輸卵管不通，另一邊的末端則有些水腫，再加上骨盆腔有感染，而且明明才 34 歲，但她的卵巢儲能指標僅 0.5，相當於 43 ～ 45 歲左右的婦女，有了這些問題，自然想懷孕也難了。

大家都知道女性一旦進入 35 歲，生育能力便會逐年下降，然而研究顯示男性過了 40 歲也是有相同的困擾，因此在台灣目前晚婚現象普遍的社會裡，夫妻之間比較容易出現孕育下一代的困難。

超過 35 歲者若要早生貴子，可考慮早點用「有效率的方法」懷孕。超過 35 歲者可能面臨卵巢的老化，用自然行房的方式，效率顯然不好，建議尋求更好的方法，例如吃排卵藥或打排卵針，讓同一週期的排卵數增加，或借助人工生殖的方式，如進行人工授精或試管嬰兒，以儘快達到懷孕目的。

因為身體老化的關係而影響卵巢品質下降，若採用自然行房的方式懷孕，猶如從台北徒步走路到高雄，曠日且費時；選擇人工授精的方式，如同搭乘台鐵火車到高雄；做試管就像搭台灣高鐵的高速列車，縮短求子過程。就看你想要多快速到達目的地。

原因 2：卵巢疾病

　　相信不少人聽過「巧克力囊腫」，也大致知道，如果有巧克力囊腫，在懷孕的路上會更辛苦，而我最近就有一個這樣的案例。

　　一位藝品店的小姐，超過 45 歲才結婚，因為年齡的壓力，自然很想立刻就懷孕。她說，除了有子宮肌腺症外，她的月經規則，而且量也可以，只是之前做人工受孕時，卻在第六週時流產。

　　於是，我替她做了更進一步的檢查，這才發現，她兩邊的卵巢都有巧克力囊腫，在仔細的評估過後，決定趁她的卵巢衰竭之前，為她植入較年輕的卵子。很順利地，目前已經懷孕八週，希望她這次能夠如願當媽媽。

　　卵巢罹患疾病如多囊性卵巢症、卵巢長囊腫如巧克力囊腫、腫瘤、畸胎瘤、水瘤等。若患有多囊性卵巢症會導致慢性不排卵或排卵不規則，不容易受孕。最佳的解決策略是懷孕，但偏偏罹患這種疾病的病人排出的卵子成熟度不好，受精及著床率皆低，想懷孕的對策傾向先以排卵藥物治療，讓病患在同一週期產生多顆卵泡，這樣能提高找到品質優良的卵的機率，再以人工生殖的方式輔助受孕。

　　多囊性卵巢症是一種異質性內分泌失調的疾病，卵巢會有許多 2 ～ 8 毫米大小不成熟卵泡。每個人的症狀不太一樣，有些人很輕微，外表看來瘦瘦的並不胖、外觀無多毛、肥胖，月經週期較長（大於 35 天）但還算規則；嚴重者，全身長毛、

身形肥胖、月經半年或一整年不來，月經週期極不規則。其臨床症狀表現非常多樣化，從月經異常、容易不孕症，到代謝症候群的發生皆可表現，而影響年齡更涵蓋青春期至停經後婦女，病因至今仍不清楚，可視為是一種體質性疾病。

　　總之，多囊性卵巢症患者臨床症狀表現有輕有重，表現多樣異質性。患者年輕時為月經不規則及不孕症所苦，容易體重

▶ 多囊性卵巢

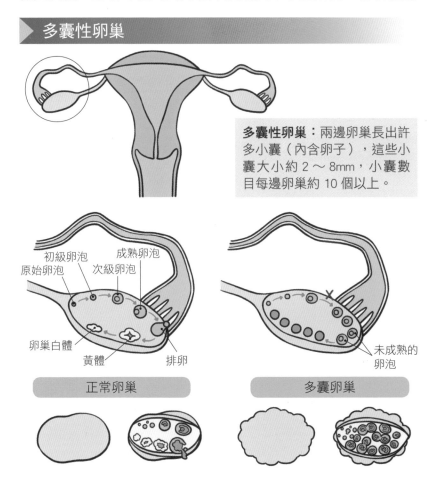

多囊性卵巢：兩邊卵巢長出許多小囊（內含卵子），這些小囊大小約 2 ～ 8mm，小囊數目每邊卵巢約 10 個以上。

初級卵泡　成熟卵泡
原始卵泡　次級卵泡

卵巢白體
黃體　　　排卵

未成熟的卵泡

正常卵巢

多囊卵巢

增加及肥胖，中年以後細胞代謝異常容易產生代謝症候群，糖尿病及心血管疾病等慢性病罹患率增加。

對於病情比較厲害的病狀，須靠藥物治療，如加入降雄性素的藥物或給予降胰島素抗性的藥物。經過一段時間的輔助治療後，再給予排卵誘導進入人工或試管的流程，懷孕率才會高。

卵巢巧克力囊腫，醫學的正式名詞稱做「卵巢子宮內膜異位瘤」，它是子宮內膜異位症的一種表現。因為月經不順而導致經血及子宮內膜組織逆流，從輸卵管流入骨盆腔，內膜組織卡在骨盆腹膜、卵巢、子宮等部位異位生長，造成子宮內膜異位症，如果內膜組織卡在卵巢生長，就造成卵巢巧克力囊腫。

▶ 子宮內膜異位症

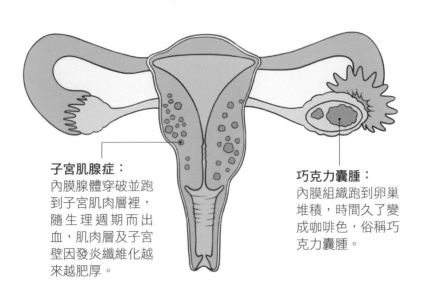

子宮肌腺症：
內膜腺體穿破並跑到子宮肌肉層裡，隨生理週期而出血，肌肉層及子宮壁因發炎纖維化越來越肥厚。

巧克力囊腫：
內膜組織跑到卵巢堆積，時間久了變成咖啡色，俗稱巧克力囊腫。

卵巢巧克力囊腫好發於 20 ～ 40 歲年輕女性，它會導致不孕症、骨盆腔沾黏及月經異常。如果巧克力囊腫大小超過 10 公分，變成卵巢癌的風險也會增加。患有巧克力囊腫的人需以藥物與手術共同治療。巧克力囊腫若小於 2 或 3 公分以下，採藥物治療，再配合排卵藥物或人工生殖科技的幫忙，即可有效果。如果囊腫大於 4 公分以上，可能要先做腹腔鏡手術或一般開腹手術先處理囊腫，再配合藥物治療，例如黛美痊（Dimetriose）、或柳菩林（Leuplin Depot）這樣的藥物，因為手術後巧克力囊腫復發率很高達到三成左右，術後還要配合上述藥物治療 3 ～ 6 個月，才能讓復發率降低。讓囊腫的復發率降低至一成以下，就能計畫進行自然或人工授孕。（以上藥物須由醫師指示開藥使用，勿自行至藥局買藥）

如果卵巢有腫瘤、水瘤或畸胎瘤的女性，最好先以手術處理之後再進行懷孕。一般在手術治療之後會休息 1 ～ 3 個月，再做人工生殖的誘導排卵刺激較好。若做過化療者，則建議在卵巢衰竭前儘快用人工生殖懷孕比較實際。

一般來說，卵巢囊腫人小超過 5 公分以上就算是異常，但是還要考慮病人的年齡和月經情形。在有月經的生育年齡婦女發現的卵巢腫瘤大部分是良性的，有許多是所謂的功能性囊腫，包括濾泡囊腫（有人稱為水瘤）和黃體囊腫，通常會隨著月經週期變化，通常沒有症狀，只要定期追蹤即可，大部分在 1 ～ 3 個月經週期後會逐漸消失。

有時候水瘤較大，會有下腹壓重感、痛感或是乳脹感，有些人月經會遲來或是異常陰道出血，此時除了定期追蹤外，有些醫師會給予口服避孕藥抑制排卵，幫助囊腫消失。卵巢還有

許多良性腫瘤，例如畸胎瘤、漿液性囊狀腺瘤、黏液性囊狀腺瘤、纖維瘤……等，從兒童到停經婦女都可能發生，其形成的原因至今還不清楚。

不過子宮內會長腫瘤，跟病人體內雌激素過高有關，因此要避免吃油炸類、高糖分食物，另外也要小心攝取一些健康食品。像是月見草、蜂膠、靈芝、葡萄籽、蜂王乳等，這些都會轉換成體內雌激素，有肌瘤、子宮內膜異位、卵巢瘤的女性，都不應該隨意服用。

原因 3：內分泌疾病

其實女孩子從 12、13 歲開始，就得留意與骨盆腔相關的疾病了，本身若構造正常，月經不來的原因也可能是內分泌失調所造成，此時，可先觀察其第二性徵是否明顯，例如胸部乳房長不大，甚至萎縮？可經由荷爾蒙藥物治療而改善，如果不能把排卵問題解決，未來甚至是有可能不孕的。

內分泌疾病一般先採用藥物治療，之後等病情控制住，可再進行懷孕計畫。若患有甲狀腺低下或亢進、泌乳素偏高的女性，當女性出現泌乳激素、雄性激素過高等生殖內分泌異常問題時，也會導致排卵出現障礙，造成女性不易受孕。這時可使用降泌乳素藥物如多巴胺拮抗劑（Dopamine agonist）。如果是甲狀腺機能亢進的症狀，可服用抗甲狀腺藥物（Propylthiouracil，簡稱 PTU）。有甲狀腺機能低下的症狀，要補充甲狀腺素口服藥物，必要時須吃特殊藥物，如奎寧或輕微類固醇來治療。

但如果有甲狀腺問題在孕前未獲得改善，嚴重者甚至在生產時可能引發甲狀腺風暴，進而威脅到生命安全。

原因 4：卵巢衰竭

早發性卵巢衰竭就是指 40 歲以前卵巢失去排卵功能，發生的年紀則不一定。月經是女性生理週期的自然表現，受腦下垂體與卵巢分泌的荷爾蒙影響，一旦卵巢衰竭，無法分泌荷爾蒙及排卵，生理週期中斷，直接表現的就是停經。

早發性卵巢衰竭有家族性或只是偶發性（佔 90%），若有家族性遺傳，唯一解決之法是提早結婚生子，想延續後代較為容易，否則到了卵巢衰竭時，就只有靠接受捐卵及人工生殖技術才有可能懷孕。

若發現月經很少來或無月經，或是月經不規則，原本有月經但之後逐漸沒有，都可能是早發性卵巢衰竭，其發生率約 1%，原因可能是基因異常，如體染色體或性染色體 X 異常、手術切除卵巢或因放射線治療、化學治療、藥物及環境汙染而失去卵巢功能。

若檢查發現還沒到更年期卵巢就已經衰竭，不管是什麼原因造成，都會導致不孕。國外有醫師曾提出可以卵巢移植或卵巢組織移植的方式進行改善。有個手術是以同卵雙胞胎的姐妹為對象，因兩人基因一樣，將妹妹的一部分卵巢組織以手術的方式植入姐姐的衰竭卵巢中，竟可使卵巢恢復原有的機能，並且讓姐姐成功懷孕。接種困難在於血管是否能接通且血管不阻塞，讓卵巢得到足夠的血流灌注量。但卵巢移植或卵巢組織移

植手術目前仍是在實驗階段，還未有定論。如果卵巢已經完全
早衰停止排卵者，也不要灰心，現在也可借助捐卵的方式生
殖。這部分後面章節會再詳談。

對策二：腹腔鏡治癒輸卵管堵塞

輸卵管阻塞的原因可能是因為發炎、水腫或結紮所造成。
針對發炎而導致的輸卵管阻塞，治療方式基本上是預防勝於治
療。如果因骨盆腔發炎而使輸卵管發炎阻塞，等到發炎之後再
治療就太慢了。治本的方式應該是減少骨盆腔感染的機會，如
著重日常私密處的保養。

骨盆腔發炎是引起輸卵管阻塞的主因。有研究報告指出骨
盆腔發炎次數越多越容易不孕症，發生 3 次以上骨盆腔發炎有
53％會不孕症。子宮內膜發炎也可能造成輸卵管阻塞。近年來

好孕加油站！

男生篇
1. 房事前注意清潔
2. 龜頭周遭要清洗
3. 少穿緊繃的褲子

女生篇
1. 內外褲要寬鬆舒適
2. 勿自行清洗陰道
3. 外部清洗不馬虎

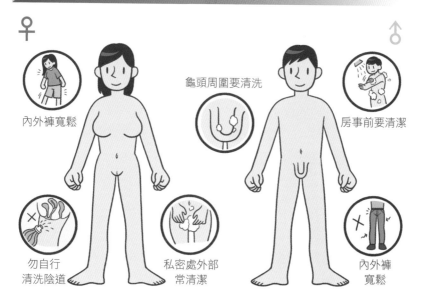

男女日常私密處保養的正確方法圖解

內外褲寬鬆

龜頭周圍要清洗

房事前要清潔

勿自行
清洗陰道

私密處外部
常清潔

內外褲
寬鬆

產婦流行生完第二胎後進行結紮手術，也是造成人為輸卵管阻塞的原因之一。此外，腹膜炎和盲腸炎都可能造成骨盆腔發生沾黏，影響輸卵管蠕動或是阻隔卵巢和輸卵管的交通，阻斷卵子進入輸卵管內及其運輸。

　　陰道屬於酸性（約 PH 值 4.5）的環境，保養時不要用清水（PH 值約 7.4）清洗整個陰道，只要清洗外陰部即可。因為水分進入陰道後，會讓陰道酸鹼值改變，PH 值上升至 6 左右，接近中性，對病菌的抵抗力就會降低。因此只要一點細菌再加上熬夜或壓力大就會使身體免疫力下降，容易讓細菌沿著陰道進入子宮腔、輸卵管，而導致輸卵管、骨盆腔發炎，易造成沾黏。

輸卵管阻塞可以做子宮輸卵管攝影來初步診斷，如果有懷疑單側或兩側不通時，可以進一步做腹腔鏡檢查，觀察骨盆腔是否有病灶或沾黏，同時從子宮頸打入甲基藍液觀察輸卵管是否通暢。

在治療方面，過去開腹重新接輸卵管手術很盛行，但成功率只有 60 ～ 70％左右，隨著手術器械進步，用腹腔鏡來重接輸卵管，成功率可達 70 ～ 80%。更進一步可以使用達文西機器手臂輔助腹腔鏡重接輸卵管，成功率可達 90%。

注意私處清潔，減少性伴侶

性生活前要注意男性的私處先清潔，如果沒有清潔乾淨，龜頭包莖的藏污納垢，會將細菌帶到女性的骨盆腔內，而造成細菌感染。行房後最好要沖洗，但不要灌洗陰道。建議在性生活後能進行排尿，平日也不要憋尿，才不會造成尿路感染或骨盆腔感染。

此外，性伴侶不要太多，較能減少骨盆腔發炎發生的機率。多重性伴侶易致性病，常見有菜花、淋病、梅毒、愛滋病病毒，較容易感染發炎。若有感染發炎的情況，會發現分泌物顏色、氣味都不正常，陰道口出現搔癢不適，肚子也會痛，或甚至出現發燒症狀。這些疾病引起的輸卵管阻塞、子宮內膜炎、子宮肌壁損害、內分泌功能紊亂等都有可能導致不孕症。有初期症狀就要治療，較不會造成沾黏後遺症，如果延誤治療時間，輸卵管已經化膿，更容易造成輸卵管不通。

結紮須以手術接通輸卵管

輸卵管直徑只有 0.1 ～ 0.4 公分，結紮後婦女不是每人都適合透過手術再接通輸卵管。如果結紮部位太靠近子宮，受限於直徑太小，對手術是一大挑戰。而輸卵管接通後，也並非代表一定能成功受孕；過去也曾發生術後又再次沾黏的情形。

如果是因為結紮的原因造成輸卵管不通，只能求助手術的方法接通。目前接通輸卵管的方式如下：

1. **開腹手術：**醫師會戴眼套、放大鏡，以單一切口進入腹腔中進行手術。傳統的開腹手術接通輸卵管的成功率可達七成。

> **開腹手術示意圖**

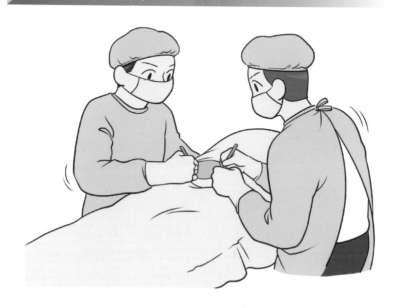

開腹方式的好處是直視病灶、直接操作，但傷口大、出血多、恢復慢且併發症較多。尤其是肥胖婦女，因皮下脂肪厚、脂肪層裡的血管少，傷口較易沒長好，同時藥物也不易傳送過來殺菌，所以易感染，併發症達一成。

2. **腹腔鏡手術：** 在腹部開微創小切口，插入特製裝置及器械，以腹腔鏡影像鏡頭進入腹腔中進行手術。術後的傷口小，接通輸卵管成功率達八成。

> ### 腹腔鏡輸卵管重接通手術

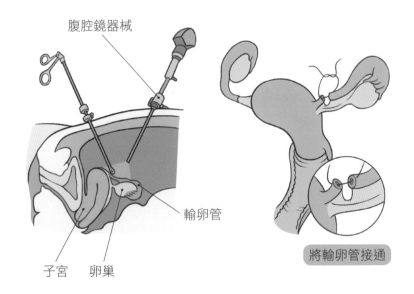

腹腔鏡器械

輸卵管

子宮　卵巢

將輸卵管接通

輸卵管接通手術以往是利用傳統開腹手術，通常傷口大、恢復期長，現在以腹腔鏡手術為主流。在全身麻醉下，用 3 ～ 4 個約 0.5 公分的小傷口，在先進的腹部充氣技術輔助下，先

以微型攝影鏡頭深入腹腔觀察，再利用輸卵管顯影劑注入輸卵管中，阻塞處便一目瞭然了。手術時將阻塞的輸卵管部位先行切除，再以極細的針線將輸卵管兩端縫合起來。

手術完成後的一年內是受孕的黃金時期，約有 20 ～ 50％的患者能幸運懷孕，5 ～ 20％會有子宮外孕的情形發生，其餘的患者則仍無法如願而建議回到試管嬰兒治療的流程裡，因為接通的輸卵管可能在短短的一年內再度發生程度不等的沾黏現象。

3. **達文西手術**：此為最新科技，採取機器手臂來固定及控制內視鏡器械操作，穩定性特優。藉此輔助腹腔鏡手術系統，是腹腔鏡手術的進階版，讓術野更立體精細度更好，3D 立體的畫面可放大四至十倍，有利手術者看清楚細微組織構造，看清楚再下手可避免傷到其他組織。

> **達文西手術**

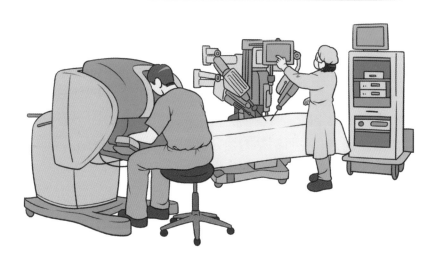

目前達文西系統是美國公司（Intuitive surgical Inc.）的專利，一隻器械被設定只能使用 10 次（10 個病人），一隻器械約台幣 4 ～ 8 萬，達文西器械有如手腕關節般靈活，對於精細縫合很有幫助，用在輸卵管重接手術上最適合。並且接通輸卵管成功率高達九成以上，但因為耗材較貴，所以費用較高。（以上費用均僅供參考）

在臨床上曾遇過再婚後要開刀打開結紮的輸卵管，經達文西手術後半年就傳來好消息，在 38 歲時成功生下一名男嬰。

還有一位婦人已經結紮 12 年，竟還能接通輸卵管，且自然懷孕、產子，她以達文西機器手臂微創手術進行「顯微輸卵管接通手術」，接通切斷 12 年的輸卵管，並在未有任何藥物輔助下自然懷孕，而且順利產下 3300 公克的健康寶寶。

若輸卵管發生水腫，且情況很嚴重，想懷孕就只能藉由試管的方式進行了。做試管療程前，必須先切除或阻斷水腫的輸卵管。由過去文獻及研究發現，輸卵管水腫時，管內纖毛運送卵子及胚胎的功能早已喪失，即使接通只是增加子宮外孕的風險，或者為了避免日後植入子宮的胚胎被輸卵管積液沖刷破壞，造成著床失敗，必須先切除水腫的輸卵管，不然試管的懷孕成功機率會下降。有些輸卵管阻塞是骨盆腔沾黏所致，這種需用腹腔鏡方式先將沾黏的地方剪開，使輸卵管蠕動活動回復正常，之後才能較有受孕的機會。

對策三：手術治療解決子宮疾病

　　靜芳（化名）今年 33 歲，與老公結婚已經 3 年了，最近一年計畫生小孩，她努力量基礎體溫，在排卵期與老公「做功課」，但是一直沒有好消息。最近半年月經常常會滴滴答答來了十多天才乾淨，除了不方便外，性生活也受到影響。老公有需求時月經卻還沒完全結束，只好休兵息鼓，老公雖然體貼沒說出抱怨，但可以感覺出他的心情鬱卒。

　　老公擔心她月經滴滴答答來太久會有問題，催促她到醫院婦產科門診檢查，醫師先安排做婦科陰道超音波檢查，報告顯示子宮腔內可能有息肉。於是醫師立刻請靜芳到婦科內視鏡室接受「免麻醉軟式子宮鏡檢查」，過程就像做子宮頸抹片檢查一樣，幾乎沒有感覺，3 分鐘就做完了。在檢查過程中醫師一邊將軟式子宮鏡放入陰道通過子宮頸到達子宮腔，靜芳看著螢幕一邊聽醫師解說，看到自己子宮腔內長了一顆 1 公分左右的息肉。醫師診斷是子宮內膜息肉導致月經異常及不容易胚胎著床難以受孕，於是安排硬式子宮鏡門診手術切除子宮內膜息肉。手術後月經就正常了，3 個月後居然自然懷孕，夫妻倆都非常高興。

　　子宮是胎兒居住的帝寶豪宅，房子地基不穩或有許多土石堆，當然沒人願意住。息肉長在子宮腔壁上，易引起不正常出血，也會造成胚胎著床失敗。來自子宮疾病所造成的不孕症，最常見的如子宮內膜有息肉、長肌瘤、子宮肌腺症、先天子宮畸形、子宮腔沾黏，治療方式都是先處理子宮病變再著手進行懷孕計畫。

子宮內膜息肉

在子宮腔內的肉樣腫塊，可能是有蒂的黏膜下肌瘤、子宮內膜息肉、子宮肌腺瘤和惡性腫瘤。

子宮內膜息肉形成的原因，可能與炎症、內分泌紊亂，特別是雌激素過高有關。多數學者認為，息肉來自未成熟的子宮內膜，尤其是基底部內膜。

整體而言，最常見的類型是局限性的內膜腫物突出於子宮腔內，單個或多發，灰紅色且有光澤，一般體積較小，平均直徑在 0.5 ～ 2 公分之間。小的僅有 1 ～ 2 毫米直徑，大而多發者可充滿宮腔。蒂粗細、長短不一，長者可突出於子宮頸口外。有的蒂較短，呈瀰漫型生長。息肉表面常有出血壞死，亦可合併感染，如蒂扭轉，則發生出血性壞死。

▶ 子宮內膜息肉圖

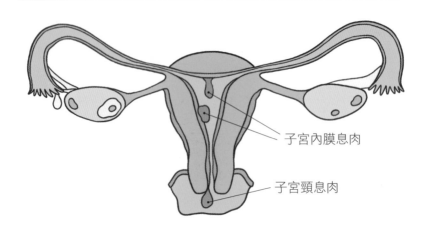

子宮內膜息肉

子宮頸息肉

一般好發於青春期後任何年齡，但常見於 35 歲以上的婦女。單發較小的子宮內膜息肉常無臨床症狀，往往由於其他疾病切除子宮後病理檢查時始被發現，或在做診斷性子宮刮搔術後得出診斷。多發性子宮內膜息肉常見月經過多及經期延長，此與子宮內膜面積增加及內膜過度增生有關。大型息肉或突入子宮頸管的息肉，易繼發感染、壞死，而引起不規則出血及惡臭的血性分泌物。

有子宮內膜長息肉的狀況，可做子宮內膜刮搔術，或以子宮鏡手術切除息肉，之後再做人工授精或試管。

子宮內膜刮搔術通常需要麻醉，手術時是用刮匙將子宮內膜刮下來，通常把子宮腔全部刮一遍，以減少失誤率，因為擴張子宮頸口，才能置入刮匙到子宮內，而擴張子宮頸口會痛，刮子宮內膜也會，通常使用靜脈注射或吸麻醉藥即可，因為手術時間只需 15 ～ 20 分鐘而已。最近流行微創手術，用子宮鏡切除子宮內膜息肉，傷口小復原快，已取代子宮內膜刮搔術，成為主流。

子宮肌瘤

子宮肌瘤是一種平滑肌良性肉瘤，由子宮肌層生長出來。若子宮有肌瘤者，超過 5 公分可能會扭曲子宮腔，造成子宮腔變形，會干擾懷孕，必須以手術處理，如開腹、腹腔鏡、子宮鏡手術（適用於肌瘤突出於子宮腔者）。採達文西手術處理肌瘤，子宮傷口可以縫得密合一點，可降低懷孕後可能發生子宮破裂的機會。

　　根據約翰霍普金斯大學婦產部的調查，因為子宮肌瘤這個單一因素造成不孕的比例，約佔不孕症患者人數 10％左右（Wallach and Vu, 1995）。不同型態的肌瘤對生育力的影響不同，也會影響到手術方式的選擇及手術預後。目前普遍認為子宮肌瘤是造成不孕的一個重要因素，其中以黏膜下肌瘤影響最大，其次是子宮壁內肌瘤，漿膜下肌瘤的影響最小。

　　此外，肌瘤大小超過 5 公分、生長位置太靠近子宮頸或是輸卵管，都會影響生育力。有許多報告指出，黏膜下肌瘤或是子宮壁內肌瘤可能造成子宮收縮不良，因而影響到精子自子宮內游動、排卵及卵的移動。此外，肌瘤可能造成子宮內膜血流環境改變或發炎，導致胚胎著床失敗或早期流產。

▶ 子宮肌瘤圖

肌瘤常見類型　　　　　　　　肌瘤會壓迫其他部位

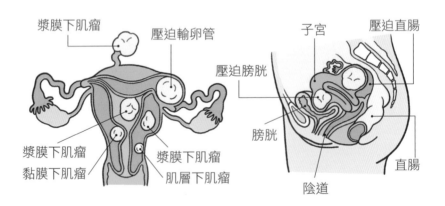

漿膜下肌瘤　　　壓迫輸卵管　　　子宮　　　　壓迫直腸

壓迫膀胱

漿膜下肌瘤　　　　漿膜下肌瘤　　膀胱　　　　　　直腸
黏膜下肌瘤　　　　肌層下肌瘤

陰道

子宮肌腺症

俗稱腺瘤，是一種子宮內膜異位症的表現。正常情況下子宮內膜長在子宮腔的表層，當內膜組織跑到子宮肌肉層內生長，就成為子宮肌腺症。

子宮肌腺症會讓子宮壁愈來愈厚，週期性經血會積在子宮的肌肉層裡，愈積愈多會導致嚴重痛經。而且子宮壁厚也容易使胚胎著床困難或失敗，而引起早期流產。從超音波檢查可發現整個子宮變大，子宮壁肥厚尤其是後壁，同時伴有超音波回音增強之特性。如果肌層肥厚集成一團呈強回音波特性的瘤狀物，一般就稱之為子宮肌腺瘤。

治療的方式可用手術治療或投予藥物，也可兩者並行。

然而約有一半的病人是無症狀的，甚至可能因為其他疾病而切除子宮後，病理檢查才意外發現有子宮肌腺症。內診可以發現子宮瀰漫性肥大，通常呈球狀，但很少大小超過妊娠 12

▶ 子宮肌腺症與正常子宮比較

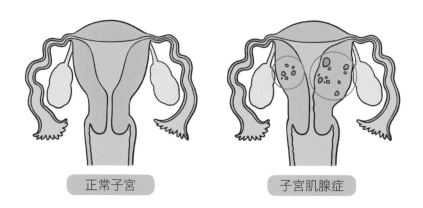

正常子宮　　　　子宮肌腺症

週的標準。此外，月經期間子宮會腫大，內診時子宮會有壓痛，月經終了時稍微會縮小，並且壓痛會消失。

此外，子宮肌腺症患者的腫瘤指數 CA-125 有時也會升高，可以做為診斷之參考。然而真正要確定診斷仍要靠手術切除子宮或經腹腔鏡做子宮切片後，送病理切片檢查才能確定。

先天子宮畸形

先天性的子宮畸形，如雙子宮、子宮中膈、雙陰道單角子宮、T 形子宮等，想要懷孕都要考慮先以手術治療。子宮中膈有如帝寶豪宅內有隔間房，需要將隔間打掉，讓坪數變得大一點。原則上，胚胎在中膈著床多數會流產，如果在正常位置著床，例如：靠近子宮的正常肌肉，則有機會成功懷孕。由於子宮中膈會讓子宮的空間變小，影響胚胎著床；此外，陰道中膈可能阻斷精蟲，使其無法游到子宮而導致不孕，須視其嚴重程度來治療，例如：子宮中膈，可利用子宮鏡手術處理中膈讓子宮回復於正常形狀，以利於胚胎著床。

所謂雙子宮，即是穆勒氏管（Mullerian duct）發育時沒有合在一起，穆勒氏管分得比較開，造成兩邊各有一個子宮，而子宮各有一條輸卵管，稱為「雙子宮」。此類型子宮的空間比正常子宮小，雖然可以懷孕，可是會增加早產的機率。雙子宮患者也可能因子宮壁較薄，受精卵不易著床而導致懷孕困難或增加懷孕生產風險。

而雙角子宮，亦即穆勒氏管在發育過程已合在一起，中間的隔膜也因癒合而消失，卻留下兩邊的角，由於癒合過程沒有

靠得很好，兩邊各留下一角，若再靠近一點讓中間完全癒合，則是正常的子宮。其實，雙角子宮與雙子宮是子宮畸型的程度差別。由於子宮的空間較小，加上子宮不易隨著胎兒的成長而擴展，容易引發早期流產或早產風險，一旦反覆出現此狀況可能要考慮手術。

▶ 先天畸形子宮

子宮不全中膈

子宮中膈

子宮縱隔
雙子宮頸
雙陰道

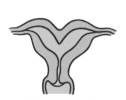

雙角子宮
單子宮頸

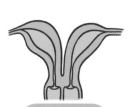

雙子宮
雙陰道

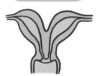

雙角子宮
雙子宮頸
單陰道

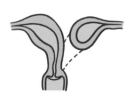

雙角子宮
單子宮頸
一側殘留角

單角子宮

子宮中膈
雙子宮頸
陰道中膈

雙子宮、雙角子宮，則需採開腹手術進行子宮整形術，將子宮變成單一子宮腔，胚胎才有機會著床。經由子宮整形術可讓懷孕率提高到七、八成，效果還不錯。有部分子宮變形者無法經由手術改善，如子宮有太多肌瘤、肌腺症，或先天子宮中膈太嚴重，甚至子宮沒有本體，再開刀也無法顯著改善不孕問題，則可以考慮走另一路線即代理孕母。這部分在後面章節會再詳談。

子宮腔沾黏

子宮腔沾黏好發於骨盆腔發炎、子宮腔發炎或進行多次（3次以上）人工流產手術者。解決的方法可用子宮鏡將沾黏的地方切開或切除，再給予雌激素讓內膜重新生長，可提高受

▶ 子宮腔沾黏圖

正常

沾黏

輸卵管

子宮

卵巢

陰道

沾黏

孕機率。

　　造成子宮沾黏的原因也可能是因做人工流產手術，造成子宮受傷；或子宮曾有發炎，卻未妥善治療而造成沾黏。另外，亦可能是子宮內避孕器感染而引起子宮發炎、產生沾黏。子宮沾黏的臨床表現是每次月經來潮會造成劇痛，或月經量少。

　　當子宮出現沾黏，表示沾黏處的內膜受傷且不再生長，造成受精卵進去後卻無法著床，因而造成不孕。可以打個比喻來解釋：「內膜如同正常的草地，當內膜受傷就像草地被挖掉，且會纖維化，好像草地被塗上水泥，如此即沒有正常的土壤供種子發育、成長。」倘若子宮沾黏的區域愈大，不孕的機會愈高，甚至有些患者的子宮腔黏在一起，連月經都不會來。

對策四：三種方法治子宮頸疾病

　　子宮對外門戶——子宮頸，若被阻擋、關閉或開口太小，都不利精子進入。

　　最近有位 31 歲的女性就有這樣的問題。在基本的檢查中，一切都屬於正常，但結婚 3 年，仍遲遲不能有孩子，後來才發現就是因為她的子宮頸的入口太窄小，不過，在現代的醫學裡，這是可以克服的，我們試了 3 次，終於在第 3 次成功的受孕。

　　常見子宮頸疾病的治療方法，我們將會分別介紹。

子宮頸長息肉

子宮頸內管長息肉，好比到達帝寶豪宅的隧道裡有個大石頭擋住，精子大兵很難攻進城門內，自然不易受孕。在一般門診即可用簡單器械將息肉摘除，或以子宮鏡處理即可。

子宮頸是子宮下端的部分，子宮頸內管呈現圓筒形或梭形，管腔的上段開口是子宮頸內口，下端開口則為子宮頸外口。在子宮頸的內管表面有一層黏膜，若經由長期慢性發炎的刺激，會致使子宮頸內管的黏膜不斷增生、堆積，且從黏膜的基底層向子宮頸外口突出，形成息肉。

子宮頸息肉的根部大多附著在子宮頸內管或是接近子宮頸的外口處，隨著息肉持續生長而突出子宮頸外口，而息肉較小的則仍留在子宮頸內管處，只能些微在子宮頸外口處看見。

子宮頸息肉用白話一點來說就是子宮頸長出贅肉。子宮頸息肉表現的差異性很大，可能只長一個，也可能同時有好幾個，有的只有幾毫米大小，但也可能長到幾公分大。

子宮頸息肉是女性常見的子宮頸疾病，雖然屬於良性疾病，但除了不正常的出血會影響生活外，仍有癌症病變的可能性，因此必須積極接受治療。另外，由於復發機率不小，故也必須持續追蹤。

子宮頸狹窄沾黏

讓精子進入子宮的通道完全塞住，就不易游上去。需用擴張器處理沾黏的地方。

正常子宮頸口是有週期性變化的，婦女排卵時受內分泌影響，子宮頸口張開約 3 毫米左右，可配合精蟲容易進入子宮腔內，而排卵後又回復原狀，縮至 1 毫米以下；但子宮頸狹窄者卻無以上伸縮現象。

子宮沾黏的症狀表現是月經減少或沒有月經，輕微的可能沒有任何症狀。有些病人可能是由子宮輸卵管攝影上不規則的缺損看出來，不過正確的診斷還是要靠子宮鏡檢查。這些都是懷孕率降低或不孕的可能原因。

子宮頸發育不好

子宮頸先天的發育不良，導致管道狹窄或沒有管道。對此先天疾病需以手術治療，但效果並不是很好。在臨床上幾乎都是直接採取試管的方式，藉人工方式以長針穿過子宮頸，直接將胚胎送至子宮腔著床。

對策五：體外受精防止免疫性不孕

不孕症成因中，免疫性不孕約佔 10%，其中抗精子抗體是免疫性不孕中最常見的一種（佔 30% 左右），抗子宮內膜抗體、抗磷脂質抗體、抗卵巢抗體的發病率也有上升趨勢。

跟免疫有關的不孕症，較難察覺。即使夫妻做過很多檢查，可能都顯示各方面正常，進一步檢測發現女生有免疫白血球指數偏高、紅血球沉降速率上升，或有抗核酸抗體、抗磷脂質抗體偏高、甲狀腺亢進或低下及甲狀腺抗體等問題，都可能

導致不孕。此外，罹患類風濕性關節炎、紅斑性狼瘡者也會導致排卵不規則。

這類的病人即使排卵正常，但在精子要進入輸卵管形成受精卵的過程中，也會引發骨盆腔有較多發炎物質，而導致受精失敗。

改善的方式即是採取體外授精的方式，做試管嬰兒比較容易達成懷孕的目的。因為胚胎本身沒有抗原性，植入子宮內不會排斥，直接植入的胚胎可降低母體的干涉，避開免疫細胞的攻擊，讓懷孕較能成功。

第五章

如何幫助男人成就「爸」業

一對夫妻上門求診，男的 45 歲，女的也已經 38 歲了。男生是業務員，平日就菸酒不離手，應酬和出差更是頻繁，夫妻倆結婚 5、6 年一直沒有懷孕，連人工受孕做了 3 次也沒有成功。

經過檢查，女生方面問題不大，倒是男生，因為生活作息的關係，導致精子的數量不足、品質也不佳，活動力更是只剩 15%（正常約要 40% 以上才算得上正常），而且，在精液中有白血球，整體來看，也難怪受孕困難了，但想順利受孕也不是完全沒有可能，只是，得先讓精液的品質提升才行，所以，我決定先施用抗生素 7 天，再做後續觀察，研擬出最好的治療方式。

精子數量不足、活動力不佳、外觀形態不正常或本身精子的製造生成有問題，都會造成精液品質異常，難以受孕，更嚴重是罹患無精症，完全無兵源可打仗，這該怎麼辦呢？

方法一：精液品質異常先問原因

前面提過，精液品質異常、正常形態的精子數少，可能受到男性生殖系統疾病所造成，如精索靜脈曲張、受感染造成疾病或因熱源影響，才會使精液品質異常。

精液品質異常，包括寡精症、無精症、死精症、弱精症、精量過少及精液不液化等，寡精症佔男性不孕原因的 15 ～ 40％，精索靜脈曲張引起的男性不孕佔 15％。

精索靜脈曲張會影響的狀況是因人而異的，有人不受影響，有人症狀明顯、會痛，甚至明顯到精子的活動力、數量、型態、品質都不好，須接受手術治療，才能有效提高精液的品質。感染疾病如發炎或性病，必須先給予藥物治療。

如果受熱源影響，某些職業如廚師、長期開車的卡車或計程車司機，或喜歡泡熱水澡、溫泉、穿緊身褲的人，因睪丸在長時間受熱的狀態下，易使精子品質活動力差。應盡量避免熱源或避免長期坐著不動，或少穿太緊的褲子免得容易悶熱。喜歡泡湯、熱水澡的男性，最好每次不要超過 30 分鐘，以免對睪丸產生較大的熱影響。

方法二：無精症不是無法挽回的痛

在臨床上看到精液檢查結果連一隻精蟲都沒有，這樣的症狀其實並不少見，在不孕症門診的病患中大概占 3％左右。如果確認是無精症，在醫療上會先研究看是阻塞性無精症或是非阻塞性無精症，才能知道該如何處理。

阻塞性無精症

阻塞性無精症是指睪丸製造精蟲能力正常，精子輸送管道受阻塞，以致精蟲無法順利射出，精液裡面看不到精蟲。

曾經有位患者就是罹患阻塞性無精症。他 38 歲，未婚，和女友同居多年，雖然沒有結婚，但因為年紀不小了，還是希望有個自己的孩子，但不管他怎麼努力，就是沒辦法如願，而造成他無法如願的原因，就是阻塞性無精症。

通常這類的患者不管睪丸大小、男性荷爾蒙分泌、腦下垂體荷爾蒙都屬正常，所以患者的體型外觀，甚至性生活也沒有特殊差異，患者經常無自覺症狀。主要常見的原因是性病、輸精管受細菌感染，而造成輸精管產生沾黏、阻塞；另一個原因是先天性影響，有人一出生就沒有輸精管，所以精液中不見「蟲」跡，還有一個原因是男性結紮所致，睪丸造精後卻一直堆在工廠裡無法出貨，外面並沒有馬路能輸出貨品，通常這些病人可以透過副睪取精或睪丸取精，有很高的取精成功率。動一次刀，進行一次試管嬰兒外，多餘的精蟲再冷凍保存，日後隨時可再解凍使用。

輸精管有阻塞，如果是受疾病感染所致，要先以藥物治療疾病；如果後天結紮所造成，要看看能否以手術再接通。先將結紮處拆開再接輸精管。如果是無輸精管或無法以手術處理的阻塞性無精症，可能要考慮以睪丸取精的方式進行人工生殖的方式，才能幫助懷孕。

非阻塞性無精症

　　另外有一對案例也很特別，分別是 28 歲的男性和 24 歲的女性，這個年紀照理說，只要性生活正常，要懷孕真的不是件難事，偏偏他們就是不行。

　　女性先來檢查，完全正常，一點問題也沒有，於是我要求男性也一併來做檢查，結果問題真的出在男性身上。

　　在檢驗染色體上，發現第 46 對染色體是「XX」，也就是假性陰陽人。雖然他的外表完全正常，具有男性性器官，也不是阻塞性無精症，但是想懷孕，路就坎坷一點了。

　　這類的患者因為睪丸先天就有問題，如染色體異常、隱睪症或逆行性射精，會導致無精症；或後天感染發炎、受傷意外而導致睪丸衰竭，也會變成無精症。我在門診中曾見過睪丸被外力踢到而破掉出血的實例，或因騎自行車不小心讓胯下碰到腳踏車的橫桿而使睪丸腫起，這些都會間接導致睪丸的造精能力受損。

　　非阻塞性無精症的治療方式，要先看睪丸衰竭的狀況而定。舉先天性染色體異常所造成的無精症為例，因染色體異常是可以由產前診斷發現的，所以父母知道孩子的性染色體有異常者，可在青春期後睪丸開始造精，趁他們的睪丸在萎縮衰竭前，先帶到醫院儲存精子，並且冷凍起來，等他們長大有對象後，可進行精蟲顯微注射，以人工受精方式協助懷孕。

　　隱睪症通常以手術治療，且最好提早在幼童時期進行治療，睪丸下降不良也是很常見的因素，具有這種病史的人無精子症發生率顯著升高，並且雙側睪丸下降不良者的無精子症發

生率比單側的高兩倍。罹患逆行性射精者，其尿液在經由洗精收集之後，仍可進行人工授精或試管，有一至二成的成功機率。非阻塞性仍有一些是因為感染、受傷的關係所致，需透過施以抗生素治療感染源，以免留下併發症。

方法三：性功能障礙要找舉弱原因

45 歲的李先生，本來是令人欣羨的竹科新貴，社經地位好、收入佳，還娶了個年紀小自己一輪的美嬌娘，但自去年金融海嘯以來，接連被公司要求放了幾次無薪假，不但收入節節落，就連床笫那件事也變得力不從心，每晚面對穿著性感睡衣的老婆聲聲呼喚，他只有埋頭裝睡，壓力真是大的不得了。

性功能是男性自信心的關鍵之一。陰莖在未接受任何性刺

> **隱睪症**

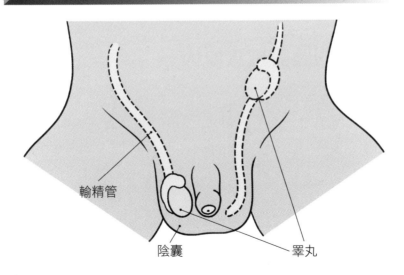

輸精管

陰囊

睪丸

激時，陰莖海綿體內血液的進出維持在一個平衡的狀態，故保持痿軟。當性刺激的訊息經神經傳導到陰莖時，會引發一連串的連鎖反應，包括：動脈擴張、平滑肌鬆弛、血管竇充血，靜脈受到壓迫阻止血液流出陰莖海綿體，而產生陰莖勃起。

男性要展現雄風，就必須先能勃起，才能正常射精，不能當快槍俠或閃電俠。包括不舉（陽痿）、舉弱（有舉跟沒舉一樣，都無法成功進入）、剝皮蕉（不夠堅硬，不易進入陰道或射精）、射精障礙（性行為過程無法射精）都屬於性功能障礙，難讓女性受孕。

性功能障礙的原因概分為器質性跟心因性，器質性大概占了八成左右。有此問題者，可到泌尿科檢查是否是陰莖血管阻塞或狹窄，同時檢查是否有心血管疾病。射出來沒有精液可能是尿道下裂，造成射精時精液外漏，或逆行性射精或是天生性無輸精管所致。若屬器質性原因所造成的性功能障礙，要懷孕須由人工生殖進行處理。

器質性問題需檢查原因

器質性的原因是因血管、神經、內分泌系統，或是陰莖海綿體本身異常受損所引起的勃起功能障礙，好發在 50 歲以上的中老年男性。其中最常見的原因是血管問題，導致原因有老化、動脈硬化、高血壓、高血脂、糖尿病和吸菸等。而神經的問題則以糖尿病神經病變最為常見，其他如骨盆腔手術、脊椎受傷、腦部外傷，也可能導致神經病變而影響到勃起功能。而男性荷爾蒙不足亦是器質性的原因，可能因壓力、老化或合併

有內科疾病如肥胖、糖尿病、肝腎功能異常等而使男性荷爾蒙分泌不足，進而導致性慾降低與勃起功能障礙。

心因性問題需轉介精神科

如果性功能障礙是因為心因性問題，則需找精神科醫師、性治療師做心理方面的諮詢，看能否解決問題。心因性的原因是因心理因素使得中樞神經無法刺激勃起，而引發的勃起功能障礙。其可能來自生活的壓力、伴侶間溝通障礙、潛意識中的焦慮與緊張、沒有信心等，好發在 40 歲以下的年輕男性。

現代男性工作壓力大又熬夜晚睡，除正常工作外，下班後還得在職進修或交際應酬，喝酒、抽菸、吃檳榔。生活習慣不良、壓力大，易造成不舉。這情況在都會區特別明顯。臨床上觀察，有三成的男性在 40 歲之前就不舉。一項經泌尿科的正式統計，過了 40 歲之後，有一半甚至六成男性不舉，或舉而不挺、挺而不堅。

未滿 40 歲的舉弱男愈來愈多。我從臨床上觀察，不孕症夫妻中有不乏是先生不行，35 歲上下就無法勃起。曾有個病人在當兵前跟太太交往，上旅館是一尾活龍，結婚後反而不舉，他也不知原因，就是提不起性慾。其實有很多是心因性的不舉，要解決需要轉介精神科進一步診治。

非性功能低下的不孕

我在門診中也曾碰過幾對非性功能低下的障礙，而是夫妻

間從沒成功達陣過一次的案例。有些是因原生家庭管教嚴格，致使兩人在婚後不知如何做愛做的事，加上每次行房緊張，讓陰莖難以進入陰道內。這不是真正的性功能障礙，只是不知做愛的技巧，須經行房指導即能自然受孕。

另一種是快槍俠或三秒男，但這部分到底是不是問題呢？一名 20 歲男子，日前與女伴做愛時，竟僅維持十多秒，就射精，男子當場傻眼，女伴也一臉錯愕，經檢查男子為不明原因早洩。男子自述，做愛早洩已有半年，剛開始不以為意，但早洩次數越來越頻繁，最近幾次連 20 秒都維持不住，「幾乎是還沒開始就結束了，如同坐雲霄飛車，下坡時非常迅速」，檢查男子為不明原因早洩，經藥物治療，已改善早洩問題。醫師表示，國外研究發現，早洩男約佔成年男性三成，台灣比率也相近，男性每 3 人，就有一人是早洩男。

根據泌尿科的統計，一般性行為過程在 3 ～ 10 分鐘之內都屬於正常。但其實時間短或久也要看當時氣氛及身心狀況，不能用一個數值來看正常與否，只要過程能讓兩人滿意即可。但是只要射出的精子品質正常，無論速度快慢還是能讓女性成功懷孕。

方法四：精液量少適當調節就好

精液量少可能與射精過度頻繁有關。正常男性每次射出的精液量為 2 ～ 8 毫升，有些男人每天行房自慰的次數太多，都可能導致排精時精液量變少、變稀。一天超過 3 次之後射出的精液量就變少。

　　原則上，3 ～ 5 天射一次能讓精子的活動力及數量保持在不錯的狀態。另一種影響精液量少的原因則跟身體狀態有關。有些男性在慢性病期間，如糖尿病、高血壓、僵直性脊椎炎、洗腎患者，都會影響精液的製造量變少。再者，年齡也有關，超過 50 歲之後，精液的製造量會變少。

　　像新婚夫婦，在蜜月階段性生活比較頻繁，開始時射出的精液量較多，可到後來越來越少，不必過於擔心。因為人體產生精子、精液的能力很強，一般射精後 1 ～ 2 天即可補足，但射精過頻，就可能會發生後備不足的局面。這種情況造成的精液過少當然不是疾病，只要延長排精間隔時間就會不治而癒。類似情況在頻繁手淫、遺精時也會出現。

　　藥物治療、飲食、生活習慣亦會有影響。抽菸、喝酒、熬夜都會影響精液量變少。菸酒避免，可多補充海鮮類食物或蔥薑蒜、適度的膽固醇攝取，都會刺激精液量變多。膽固醇會在體內轉換成荷爾蒙，可適當補充，但也要注意不要吃太多膽固醇油脂類而影響心血管。

方法五：注意清潔遠離生殖系統感染

　　精子品質不好數量少的原因除了常見作息不正常之外，感染也是原因之一。男性會陰部包括陰莖、尿道外口、包皮、陰囊、腹股溝和肛門周圍，該區域受大小便影響，易發生污染和病原體感染。首先，包莖和包皮長者常因局部「藏污納垢，而發生滴蟲（如陰道毛滴蟲）和病毒（如人類乳突狀病毒）等感染。其次，男子陰莖頭及包皮感染炎症反覆發作，會使包皮瘢

痕化，發生尿道外口狹窄、尿液殘留和陰莖癌。

精液分析結果，每 1 毫升精液中有超過 100 萬顆的白血球就是受到感染的徵兆。臨床上常看到精子數量不足、活動力不夠，這常跟感染有關。因為口交、肛交的流行，這種病菌感染的情況也愈來愈多，皆與性行為開放、多樣化，或多重性伴侶有關。

預防的方式就是盡量進行安全的性行為，從事性行為前清潔要做好，愛愛前不要猴急，先將性器官洗乾淨。性行為方式不要太過複雜化，易感染到細菌而導致不孕。多重性伴侶者，必須做好保護措施，如使用保險套，以減少感染的機會。一旦發生感染，如排尿時會有灼熱感、頻尿嚴重或有分泌黏液，最好立刻就醫，以抗生素治療，避免生殖系統感染而產生的不孕問題。

在人們的觀念裡，男性似乎總是不如女性注重整潔和個人衛生，清潔衛生是保證男性生殖系統健康的重要一環，需要得到男性的重視。

講究生殖器官衛生不只是女性的事，男性也同樣應該重視。適度清潔是保障男性生殖系統健康的有效手段。清潔衛生工作做得不夠或做得過多，都不利於男性生殖系統健康。清潔不夠容易導致炎症，尤其是包皮過長者，要經常清除包皮垢，否則不但對自己有害，甚至有可能把這些不潔物質和微生物傳播給性伴侶。有些男性認為清潔的次數越多，越有利於健康。其實這也是錯誤的觀念，清潔過度容易破壞其自身的防禦系統，使細菌更容易進入體內。男性也應該留意有關的生理衛生知識！

PART 3

求子花招多
有用的有幾個

　　如果不是生殖器官有先天性的問題或出了毛病，那麼還有什麼因子可能阻礙懷孕呢？其實有些努力無成的狀況，都是因為沒有用對方法。坊間有不少似是而非的觀念或生活習慣，看似有助孕效果，然而實際上對懷孕機率的影響卻有待商榷。此篇將列出一些常見的觀念來討論真偽。

第六章

求子路坎坷　皆因使怪招

　　有些人嘗盡各種方法努力做人，結果卻發現成果不佳，一直遲遲沒有好孕消息。那些常聽聞的助孕招術到底是招招必中，還是虛晃一招呢？

特定姿勢較易受孕？

　　雖然任何一種性愛姿勢都可能懷孕，不過對於「有業績壓力」的夫妻們來說，任何一種能提高受孕率的姿勢，都是值得一試的。

　　其中網路上最常建議夫妻採用最傳統的男上女下傳教士體位，並搭配枕頭墊高骨盆，以增加受孕機會；一些臨床醫生認為，女方性交後在床上待半小時，最好是仰臥，並在骨盆位置下墊一只枕頭，會進一步提高受孕的機率。

　　理論上，這樣的做法會給精子更長的時間，在重力的作用下游動到輸卵管。當然，需要提醒妳的是，如果妳容易有尿道感染，而醫生也曾建議妳性交後立即上洗手間排尿，那麼上面提到的做法對妳來說就不合適了。

　　子宮後傾想受孕，趴著做才對，但即便是純理論來說，七

成的女性是子宮前傾，所以也只有前傾的女性，在躺臥姿勢中，才會因此讓精液集中、浸到子宮頸；但有兩成子宮後傾，也就是子宮頸接近陰道前壁，若要子宮沉浸精液中，相對應該要女性趴著做愛才對。

有很多人認為在性行為之後，女性將臀部抬高，或雙腳倚靠牆壁呈現倒栽蔥的姿勢，能幫助受孕。事實上，倒栽蔥或將下半身抬高有助受孕是沒有根據的。

在性行為後，精子在約 15 ～ 30 分鐘左右，就會從陰道游到輸卵管，與所排出來的卵子相遇，其中的一個精子會鑽進卵子中形成受精卵。因女性子宮的形狀各有不一樣的變化，有四分之三的女性有子宮前傾的情況（即子宮的頂部較靠近肚子）、約四分之一的人是子宮後傾、少數是子宮正中（既不前傾也不後傾）。但不管前傾還是後傾，姿勢對於受孕的影響都不大。

持這種論點的理由，可能是以為採取某種女性後高前低的方式行房，精子會隨重力而較為順利進入女性體內，進而幫助受孕，但在科學上的研究其差異性並不大。

而有文獻實驗證實，做人工授精或是胚胎植入時，無論是趴著或躺著，對放入胚胎的成功率都沒有影響，姿勢不是受孕的重點。影響受孕的原因很多，不會因為某種姿勢就會影響，也就是說並非得哪種姿勢才可以。

女性先高潮較易受孕？

　　曾聽聞在性行為時讓女性先高潮再射精，較能受孕成功。但美國生殖醫學會曾整合諸多研究資料指出，精液射出碰到子宮頸，最快能在 15 分鐘就到達輸卵管。若女性在行房時有達到高潮，因為子宮收縮的關係，子宮與輸卵管的蠕動將有利於精子快速送到輸卵管，但卻不會因此而增加懷孕率。女性高潮與否與受孕沒有關聯。科學上沒有證據顯示，性愛時男女同時高潮或女性先高潮，會比較容易懷孕。

　　能否讓女性受孕成功，關鍵點在於男性射精的時間剛好是女性排卵時，這樣的成功機率才會比較高，而不是是否有高潮。而高品質的性愛過程，亦即男女雙方都達到滿意、滿足的程度，因為唯有如此，身心才能得到足夠的放鬆，在沒有壓力的情況下圓房，應該才是容易受孕的最好方式。

　　此外，從性生理的角度看，性高潮中子宮呈收縮狀態，子宮內為正壓，性高潮後子宮鬆弛，子宮內為負壓，因而子宮內會產生吸引作用，有利於精子的游入。另外，在性興奮中，陰道的內三分之二段擴張、膨大，變成性交後的精液池，外三分之一段收縮，減少精液外流，而且興奮時子宮上提，消退期子宮下降，這也有利於精子流入子宮。再者，性興奮中，陰道分泌鹼性黏液，使平常呈酸性的陰道環境鹼性增大，從而有利於精子的生存和活動（精液呈弱鹼性）。

每天愛愛做人不難？

不少人認為「懷孕機率」與「性交頻率」有關，只要多努力，受孕機率自然會提高。對此，兩者的確有關係，但「勤於做人」不等同於「容易懷孕」，不少夫妻抱子心切每天行房，反而使男性睪丸來不及「供應」足夠數量的優良精子，降低精子數量和品質、影響受孕機率。

適可而止才有好品質

有些人為了想趕快拚做人，增產報國，於是每天都行房，尤其是蜜月期的新婚夜。

但美國生殖醫學會指出，禁慾 2 ～ 5 天的精子品質最佳，數量與活動力通常最好，另一份研究同樣也發現，禁慾超過 10 天以上，精子的數量與形態會變得不好。

不過，也有一項大規模的研究顯示，即使每天射精的男性，精子濃度與活動力沒有想像中那麼差，反而大部分維持正常狀態，而研究還發現，如果每天射精的話，甚至還可以稍微增加精子的數目或活動力，形態上並沒有很大影響。

令人驚訝的發現，另一份研究分析了 221 對夫妻，發現每天性行為，平均每個月經週期最高懷孕率可達到三成七（週期受孕率）；如果是 2 天 1 次性愛，大概每個週期的受孕率大概達三成三；每個星期行房一次者，每個月經週期的受孕率則降到一成五，但過去普遍的研究都沒有那麼高。

雖然每天做愛有那麼一點的好處，可以增加精子的數量及

活動力，且根據生殖醫學會所舉出的研究顯示，每 1 ～ 2 天性愛一次可達最高受孕機會，但夫妻雙方還是根據自己的能力、家庭生活、工作型態，來調整行房的時間及次數較好。因為從實際面來考量，頻繁的性行為對於想生小孩的人會有很大的壓力。性是一種樂趣，若變成負擔，反而不利於受孕。

　　另外，頻繁性愛也要注意疾病風險及反效果。如蜜月期常見的過度密集性行為，易使女性感染膀胱炎、陰道炎、子宮頸

好孕加油站！

潤滑劑能助精子游動？

　　有些女性會遇到分泌物不夠、行房疼痛的問題，而影響行房的意願，尤其年齡愈大的人愈有此困擾。很多人會用陰道潤滑液。根據美國生殖醫學會的報告，市面上所販售的水性潤滑液大多會降低精子的存活率，也會抑制精子活動力。一份在體外做的實驗研究指出，將潤滑液與精子放在一起約一小時，有六成到百分百的精子都不會動。

　　雖然此實驗是體外實驗，而在體內的研究不一定有絕對的影響，但美國生殖醫學會仍建議不要使用潤滑劑。要使用的話，就他們查到的安全成分，包括礦物油、芥花油（canila oil），以及含有羥乙基纖維素（Hydroxyethylcellulose）成分的潤滑劑，是比較安全的。

　　研究人員發現，陰道潤滑劑不但對精子有害，還會干擾子宮頸黏液的作用。正常情況下，陰道自身的酸性分泌物會殺死精子，但排卵前子宮頸黏液分泌的鹼性物質則會保護精子。然而，人工陰道潤滑會阻擋精子快速進入子宮頸黏液，所以精子在進入子宮前就會死在陰道的酸性環境中了。

炎。而男生也會出現精液帶血絲的情況，這是因為性行為頻繁導致攝護腺射精管微血管破掉，常會對男性造成很大的震撼，錯以為自己要「精盡人亡」。另外，兩人難分難捨，也會導致作息混亂，睡眠嚴重不足，也容易因為免疫力下降而感冒，這也不利於受孕。

建議最適合懷孕的行房次數是「適可而止」，20 ～ 30 歲的年輕夫婦可維持每週 3 次，30 ～ 40 歲的夫婦則一週 2 次為佳。

改善飲食有助受孕？

飲食猶如身體機器的汽油，要供給身體能量才能使器官正常運作，但是多吃哪一類的食物或營養補充品，對受孕具有較好功效？網路上流傳想懷孕生子的人吃某類的保健食品可以養卵，還有流傳若有卵巢功能不佳或早衰的婦女可吃肌醇（Inositol）、DHEA、白藜蘆醇、輔酶 Q10、紫河車、胎盤素……這些到底有沒有效？

首先必須從對受孕相當重要的均衡飲食著手，特別是維生素 C、葉酸等營養素的攝取更不可少，這類營養對卵子、精子功能有極正面的幫助；而微量元素如鋅、錳等也不能缺乏，尤其鋅對精子的成熟相當有助益。足夠的營養攝取，如含豐富蛋白質的豆類、奶類、瘦肉等，可充分供應生殖細胞需要的原料，對受孕會有幫助。

紫河車、胎盤素

　　胎盤在中國傳統醫學上又名紫河車，原是供應胚胎長大的組織，相傳具有高營養分及荷爾蒙，具美白、養顏美容功效，想生育的人進補，能滋補陰虛，提升子宮卵巢功能，易受孕。目前市場上也有人將其提煉出來，稱為胎盤素，以施打的方式補充。

　　但疑慮有三，其一，市面上胎盤素多用牛、羊、豬等哺乳動物的胎盤，針劑恐有病毒感染的疑慮。其二，施打後是否能幫助婦女提升子宮卵巢功能，亦尚待進一步研究。其三，胎盤素中有很多混合物，如雌激素、黃體素、泌乳素、雄性素，且從牛羊等動物提煉的胎盤素是否對人體有荷爾蒙方面的不良副作用、會不會引起過敏，都需要再進一步經過研究確認。

　　胎盤素是胎盤的萃取物（placenta extract），主要成分有蛋白質、荷爾蒙、卵磷脂等。雖然在中醫藥理書上描述胎盤（又名紫河車），具有各種神奇的功效，而近代研究亦顯示，長期使用胎盤素，的確能夠讓肌膚更有光澤、膚質更為細緻白皙、看起來更年輕。

　　但就目前所知，胎盤素對人體的作用仍不夠明確，而且胎盤素必須以動物母體的胎盤為製作原料，因此不但有安全性的問題（可能因此感染肝炎、愛滋病、狂牛症，或產生過敏等副作用），也有道德性的爭議（墮胎出售胎盤來換取金錢），因此。胎盤素迄今仍未普遍被醫界推薦。

肌醇、DHEA、Q10、白藜蘆醇

　　坊間盛傳補充肌醇、DHEA、Q10、白藜蘆醇，可提升懷孕率，到底有沒有功效？根據相關的文獻發表，這些營養補充品有助卵巢、卵泡的生長及排卵，特別是 DHEA。有研究指出，如果連續服用 DHEA 營養品 3 ～ 4 個月，再進行試管取卵，取到的卵數較之前增加了一倍，因此蔚為風行。肌醇、輔酶 Q10 也有類似的報告，指出卵巢不好的人，吃了也會有幫助。研究指出，白藜蘆醇可增加血流的貫注、抗氧化，清除血管中的自由基，減少卵巢濾泡因過度氧化後導致的品質下降。

　　白藜蘆醇雖然是多酚的一種，但是擁有多酚類中最強的「抗氧化作用」。我們的身體是由六十兆個細胞所構成的，經常進行新陳代謝的變化。若是細胞的汰換速度減緩，體內各器官的運作效率也會下降。

　　Q10 是細胞粒線體裡面重要的輔酶，它的作用在於抗氧化、提供細胞能量。老化的卵巢細胞以及卵子，它們的粒線體的抗氧化能力，以及製造能量的能力都大不如年輕人，因此卵子生長、受精、分裂、著床、懷孕，在在都會出現問題，不孕、流產、胚胎畸形，都因此而產生。

　　動物研究發現，補充 Q10 可以改善卵巢以及卵子的老化。高齡老鼠服用 Q10 之後，卵子數量增加，生下來的小鼠體重也較重。但是 Q10 還缺乏足夠的人體研究。

　　雖然陸續有醫學文獻報告，但卻都缺乏大規模研究，保健食品不能過度誇大療效，要服用前，最好還是先尋求專業醫師的建議，不要自行購買，甚至多樣混著服用。

壯陽藥物

　　有些廣告宣稱吃某些藥物可提高性器官中的血液流量，幫助小弟快速站立，在行房時有利於進入陰道。醫學研究指出，吃太多壯陽藥可能會導致心血管的不適，因為壯陽藥很多是含有血管擴張劑，在性行為的過程中，太激烈可能會導致「馬上風」心肌梗塞或腦出血。更何況男性有無陽痿的問題，是需要經過專科醫師詳細的診斷後才能認定的，是否需要用藥也須經過醫師評估後再使用，不應自己在坊間亂買偏方。

海鮮類食物

　　人體需要各種微量元素的支持才能保持身體健康，而海鮮則含有豐富的微量元素。

　　有些人雖然沒吃藥，但是也認為吃某類食物如海鮮類，可有壯陽的效果。像蚵仔、牡蠣、美國生蠔、蝦、蟹、蝦頭類，確實具有高雄性素、膽固醇及鋅，對男性造精或誘發性慾會有幫助，適度補充這類食物，亦能增加行房的慾望。

　　但是須注意的一點是，海鮮類食物含有的膽固醇多，吃多了身體沒辦法代謝掉，就會沉積在血管壁內，造成血管阻塞、狹窄，吃多了膽固醇，雄性素也會過高，反而易造成不孕。所以飲食最好達到均衡適量即可，其實一般食物中的膽固醇就可幫助分泌足夠的男性荷爾蒙了。

　　美食可讓人心情變好，若是在性行為前來頓浪漫的晚餐，醞釀情緒，也能幫助嘿咻時更盡「性」。不過，也要切忌美食

當前無節制，吃得太飽或太餓也會影響性生活的滿意度。

另外，拿食物做聯想、暗示也可促進「性」奮的程度。用食物來幫助性的聯想，或是與伴侶吃一些海鮮類等宣稱能壯陽的食物做為性暗示，也是另一種情趣的表現。

> ### 海鮮類食物

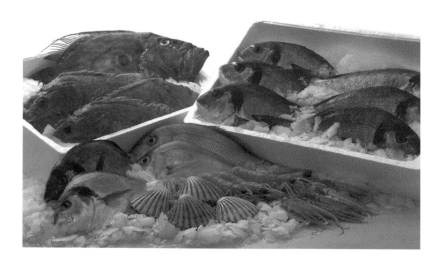

多吃素改變體質

坊間流傳一種說法是女生多吃素、男生多吃肉，較易受孕且懷男胎，其解釋是女性吃素易使體質偏鹼性，易讓帶有 Y 染色體的精子存活。但西醫觀點認為這樣說法並不可靠，在醫學上沒有大規模的研究針對此做統計，這樣的推論也沒有科學

根據。女性陰道基本上是呈現酸性的，若在高潮時分泌鹼性物質，則較適合 Y 精子生存，並不會因為吃素之後，使陰道的分泌液從酸性變成鹼性。而男性精液是鹼性的，也不會因為吃肉較多，鹼性就消失而變酸性。陰道的酸性環境跟精子的鹼性性質，此二者跟飲食沒有絕對的關係。

　　雖然堅持素食的都市女性不算很多，但很多人都會盡量少吃肉多吃青菜水果，以保持美好身材。但人是雜食動物，既需要吃素，也需要動物蛋白，葷素搭配營養均衡最好，這一點在生育孩子的條件上也是成立，若長期只吃素，但有注意均衡搭配的話，受孕條件並不會較差，但如果沒有注意均衡營養搭配的話，則會降低生育的可能性。

> ## 蔬果

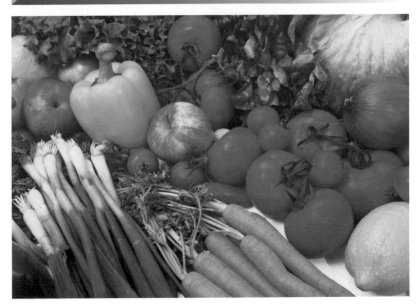

中草藥

現在吃中藥求好孕的婦女很多，她們大多是覺得不孕是因為身體虛而求助中醫，或自行到中藥店買當歸、四物、人蔘等食材來熬煮進補。

從臨床研究發現，部分中藥具有促進排卵的作用，與西藥有類似的效用，可助卵巢卵泡發育，但不建議長期吃中藥，以3～6個月為可接受的期間，以免長期經年累月的吃。另外，若不慎服用劣質中藥可能會造成卵巢長水泡、水瘤、腫瘤或造成卵巢提早衰竭。

目前中藥沒有完善的把關機制，尤其現在很多中藥材來路

▶ 中草藥

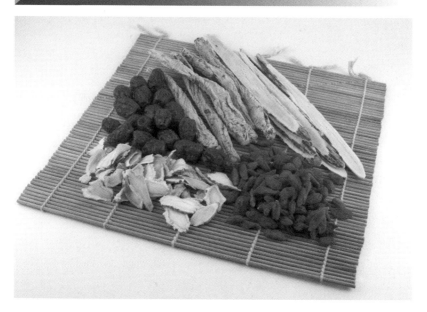

不明，或是保存不良。因此，難以確認中藥材是否為劣質品，甚至是否含有過多硫化物，亦可能有重金屬鉛、汞等汙染的疑慮，因中藥在製作中的燻製過程必須使用硫，為了讓中藥能長久保存，多半會薰成棕色，可是薰得愈黑代表硫化物愈多，吃進硫太多會破壞生殖細胞，吃多了可能會有反效果，過多的硫化物會對卵巢睪丸產生傷害恐造成不孕症。建議若要進補，還是找比較可靠合格的中醫師開立，不要自行購買。

只要經期調順好孕不遠？

女性月經週期是否規則，個別的差異很大。就醫學的角度，只要週期是在 24 ～ 35 天之內，都算是規則，但部分女性覺得一定要調整到 28 天才是規則，她們會到婦產科請醫師開調經藥物如調經片，那些不外乎就是女性荷爾蒙、雌激素、黃體素等成分。

但是調經藥並不適合長期使用，久了也會紊亂體內的內源性荷爾蒙體系的運作，會造成卵巢功能受到抑制，無法排卵而形成不孕症問題。調經藥物建議服用約三到六個週期即可，之後要先停用 1 ～ 3 個週期，如此可幫助順利排卵，讓月經較有規則性。最好不要吃一整年，長期服用反而會讓子宮內膜變薄、經血量變少。

一名 32 歲、在電子科技業工作的小主管，因為工作壓力大、內分泌失調，結果引發卵巢囊腫，每次生理期月經量不但越來越少外，後來甚至 1 個月只來 1 天，每次只要月經來之前，就會腰部痠痛、整個人精神狀況很差。到醫院經過檢查後

發現，她的動情激素、黃體激素與雌激素都不正常。這位病患說：「還沒有月經來的時候就頭痛、胸悶，然後整個腰一直酸到腿，整個人就是沒有辦法坐在辦公桌前工作。」

檢查報告顯示，她的整個動情激素、黃體激素的比值是不正常的，經過調理以後，月經變規則了，也成功受孕了。

月經造訪的次數遠低於正常值（正常為 1 年約 10 ～ 12 次），俗稱為「寡經症」。病因除了生殖荷爾蒙失調外，另有部分女性是由於多囊性卵巢症，無法規則排卵所造成的。此外，若吸收過多毒物、化學食物染料、香菸至體內，也容易導致卵巢功能下降，或卵巢早衰。

如果擔心是生理方面的疾病造成月經不規則，建議女性到醫院做檢查，最常見的檢查方式有子宮鏡、血液荷爾蒙檢查等。或者搭配超音波、電腦斷層、核磁共振檢查，確認有無多囊卵巢症、卵巢腫瘤、子宮內膜息肉、腎上腺等問題。醫師會再根據你的症狀，進行不同的治療。

寡經症，雖然不一定要治療，然而月經週期異常，往往是身體內部發出的警訊，女性們仍舊不可忽視！建議大家平日養成記錄月經週期的習慣，就醫時可以提供給醫師，再搭配相關檢查，以確實掌握病因。

第七章

主動出擊培養實力

想好孕，用對方法才是最重要，也最關鍵的。

別道聽途說，也別誤信偏方，這些只會延誤最佳的懷孕時機而已。

對每一對想順利受孕的夫妻來說，及早處理可能影響受孕的原因，得到最好的治療，擁有自己最親愛的寶貝就不是件困難的事了。

這裡提供的是醫學上有根據的方法，希望能給難受孕的夫妻們參考。

掌握女性生育窗最好孕

要做人的關鍵是抓準太太最容易受孕的年齡及排卵期，兵力全部集中在那段時間作戰，較能收到良好的效果。如果在不對的時間行房，沒有考慮策略的作戰方式，自然沒有效率可言，只能導致戰敗的唯一結果。

最佳受孕時期

　　要說最佳受孕時期，首先看年齡。最容易懷孕成功的年紀當然是愈早愈好。古代女性是 16 ～ 18 歲就結婚。女性在初經 2 年之後約 14 ～ 15 歲，身體就會開始規律的排卵，此時的卵子受孕率最高。但因為現代女性求學期長，因工作而愈來愈晚婚的人漸漸增加，大多耽誤了當媽的黃金年齡。

　　現代人常等到三十多歲才想結婚，女性一旦超過 30 歲，男性超過 40 歲，生育力就會明顯下降。因此，建議年輕男女盡可能早點結婚生子，如果因考量經濟而晚婚，最好也能一結婚就把握在第一年懷孕，臨床發現如果第一胎成功懷孕，只要生育間隔不要隔太久（約 1 ～ 3 年內）第二胎就會更順利。

　　根據國民健康署的統計，進行試管嬰兒的成功率以年齡平均 33 歲之前最好。過了 35 歲的人，懷孕率每年以 3% 的速率下降，到 38 歲後就會陡降，過了 43 歲以後的女性即使做試管，活產成功率只剩 5%。43 歲以後慢慢進入更年期，想要小孩，有人甚至可能必須改採借卵生子或考慮領養。因此如果可以在 30 ～ 33 歲之前懷第一胎，成功率較高。

　　雖然醫療技術發達，但是年紀越大，再好的醫療技術也不見得能幫上忙，例如試管嬰兒的成功率，在超過 38 歲就明顯下降，到 40 歲以後，大概只剩 20%，提醒現代男女，孕事要趁早，千萬不要等到年紀大再努力，屆時不但受孕率下降，花了大錢也未必能如願；而精卵品質變差，也會影響寶寶未來的發展，所以，想要孕育優秀下一代，應從受孕前就開始。

❯ 排卵前 3 天做功課最好孕

其次，在月經週期的哪個時點行房最容易中獎為受孕的最佳時機點（亦即自然週期的生育窗），通常在排卵日當天往前算的 3 天以內。對於月經規則的婦女，假設在月經來潮後的第 14 天排卵，往前 3 天就是從第 11 天開始到排卵日之前的期間，排卵的前兩晚「努力做人」會是最容易受孕的機會時點。但是這必須要月經週期是比較固定的人才可能算得出來。一般從基礎體溫表上要連續測量三個週期後，就會比較能夠抓得到受孕時期。

排卵前分泌物增加，呈蛋清狀，也是辨識的一種技巧；基礎體溫的測量，有助於瞭解自己的排卵日。一般而言，行房的次數也是影響受孕的因素。根據統計，每週行房 1 次，半年內的受孕率 17%，每週 2 次 46%，每週 3 次 83%。

根據美國生殖醫學會的資料，如果有計畫懷孕的夫婦，可以掌握在生育窗時期行房，最容易受孕。如果算出排卵日是月經來潮後的第 14 天，那麼可從距離排卵日的前 3 天之內連續行房 3 天（即第 12、13、14 天），當次週期的中獎機會將可提高 3%。如果無法每天行房，亦可在排卵日前 6 天，採每隔一天（即第 9 天、11 天、第 13 天）各行房 1 次。

對此，所謂「過猶不及」，「勤於做人」不等同於「容易懷孕」，有不少夫妻因抱子心切而每天行房，反而導致男性睪丸來不及「供應」足夠數量優良精子，精子數量及品質下降反而影響受孕機率。建議最適合懷孕的行房次數還是要「適可而止」，20～30 歲的年輕夫婦可維持在每週 3 次，30～40 歲

的夫婦則是一週 2 次為佳。

　　這個方法無論是哪個年齡的婦女都一樣，但愈高齡的婦女受孕成功率本就會愈來愈低，尤其是超過 35 歲的女性。沒有固定週期的女性要推算排卵日比較難，因此不建議用自然週期去找受孕窗，而要至婦產科以超音波來檢視卵巢的排卵狀況，另外可能也得要靠吃排卵藥，讓週期可以較為固定。

找出確定排卵日

　　另一個做法是準確找出自己的排卵日，在排卵日當天及前後一天可進行造人計畫，亦可增加受孕機會。女性要知道自己排卵的方式，最好藉由以下的四種方法相輔相成來判斷，不要只單獨依賴其中的一項方法：

1. **測量基礎體溫：**每天早上醒來後在未起床前，先用有顯示小數點後二位的電子體溫計測量體溫（口溫）。排卵前的體溫會下降，排卵後體溫會升高，落差大約 0.3 ～ 0.5℃。體溫下降的那日就是排卵日，後一天的體溫會拉高。一般需測量三個週期左右，才能較準確的看出排卵日。

　　正常排卵的基礎體溫表會呈現「雙相性」亦即有明顯的高溫期和低溫期，但是必須注意在排卵過後的黃體期（高溫期），時間必須大於 9 天，太短可能是黃體期缺損甚至是沒有排卵。單一個月份的體溫狀況不足以確定您的排卵狀況，因為正常婦女也不是每個月都能正常排卵。醫學上，建議量 3 個月的基礎體溫表，若持續呈現「單相低溫」或「黃體期」不足等

現象，則須求教於不孕症專科醫師，進一步檢查荷爾蒙狀況，找出不排卵的原因。

2. 分泌物改變：排卵前一、兩天的分泌物變得比較水清、不黏稠。子宮頸的黏液變清，性慾也會增加。有人也會出現一邊肚子悶痛的情況，有些人則會情緒上會比較HIGH 一點，對性事表現出較有興趣的樣子。

注意一下經期來臨前幾天，是否有透明分泌物，很像蛋清的物質出現。如果有，那麼妳的荷爾蒙分泌狀況可能還不錯。因為排卵時體內受到較高濃度的女性荷爾蒙刺激，會分泌出透明、具有延展性的物質；荷爾蒙分泌好，卵子品質自然也不差。簡而言之，從分泌物即可粗略判別自己的健康狀況。

3. 用排卵試紙：在排卵前短暫時間內，女性體內會產生促黃體激素（LH）大量分泌上升（LH surge），會促使卵泡釋放卵子進行排卵。排卵試劑／試紙原理以偵測尿液中 LH 含量，檢測 LH 的上升情形，以做為女性排卵的診斷參考。LH 會大量產生以促使卵巢內成熟的卵子排出，而當檢測到 LH 上升時，此段時間最易受孕。

通常先以週期推算，在排卵日的前兩、三天可用排卵試紙來檢測。如果是月經週期後的第 14 天排卵，大概是從第 11、12 天開始使用排卵試紙。若試紙檢測出陽性反應，表示女性身體的 LH 濃度升高，在未來的 24 小時內即將會排卵，可在出現陽性反應當天及隔天各行房一次。

4. 檢查濾泡大小：雖然超音波無法直接看到卵子，但濾泡大小與卵子的成熟度關係甚大。在一自然週期中，一個成熟濾泡約 20 ～ 22 毫米的大小。若濾泡較小，則表示

卵子的成熟度可能不夠而不易受孕。超音波亦可用來觀察濾泡的個數，而預測多胞胎妊娠的可能性。在出現成熟濾泡後的 2 ～ 3 天可再施行超音波檢查；若沒有發現濾泡，則表示已排卵。

如果第 14 天排卵，第 11、12 天也可至醫院婦產科或診所，請醫師用超音波看濾泡大小，就濾泡的成長速率，來計算排卵時間。若加上抽血看濾泡雌激素的成熟度，此一輔助判斷將幫助更準確的推斷排卵日。

如果濾泡的直徑超過 2 ～ 2.2 公分之間，就接近排卵，那時可請醫師施打破卵針，讓卵泡在 36 小時內成熟，之後就會排卵，較能精準的預測排卵的時間點。簡而言之，從分泌物即可粗略判別自己的健康狀況喔！

養精卵就這麼簡單

如果就診檢查男女身體並無任何器官的缺陷或運作上的問題，要懷孕只要提升女性的「卵實力」、增進男性的「精活力」即可，並不需要額外的尋找求子祕方或神丹妙藥，確實做到趨吉避兇，多做有益生活的作息，如運動、正常生活作息，同時去除障礙物，避免負面影響如菸酒、熬夜、使用多重藥物等，懷孕只是遲早的事。

提升女性卵實力

過去大部分人認為決定卵巢及卵子品質的因素來自於女性

年齡，但根據新的研究結果顯示，除了年齡以外，有許多因素共同決定了卵巢及卵子品質，這包含環境因素及荷爾蒙和健康的飲食習慣及運動習慣等等！

　　健康的卵子品質是懷孕的基石之一，健康的卵子品質影響著受精和著床是否會順利發生及幫助順利懷孕。不過年齡仍影響卵子品質，但透過研究表示，你可以積極的養護卵子，且透過飲食、運動及營養補充來改善卵子品質。

❯ 均衡正常的飲食

　　有關飲食與懷孕的關係，目前做過的研究當中，有足夠證實飲食的差異性的，包括低脂、素食或含豐富維生素、具抗氧化功效的飲食，能夠有助生殖能力，但卻很少證據顯示一定會增加懷孕率或影響性別，這方面的證據不明顯。

　　油炸食品、人造奶油或是其他加工食品中所含有的反式脂肪，由於能干擾激素的分泌，因而會令女性懷孕的機率降低。此外，研究還發現，每天吃少量的全脂乳製品，如牛奶，冰淇淋和乾酪也有助於女性懷孕。

　　一般而言，包括豆類及肉類等蛋白質的攝取量要夠，蛋白質攝取量不夠會影響卵泡的生產。可吃深海魚類補充蛋白質，但是要注意少吃大型的魚類，如鮪魚、鯊魚、鯨魚，因為大型魚類是屬於食物鏈的上端，會累積較多的重金屬，特別是汞，反而較容易造成不孕症。

❯ 酌量補充營養品

　　葉酸、維生素 C、維生素 E 都對卵巢濾泡的生長有幫助。

葉酸是水溶性維生素,身體的每一個細胞要正常生長和發育都需要它。建議想準備懷孕的婦女,最好每天攝取至少 400 毫克的葉酸,因為葉酸可以減少胎兒畸形的發生率,如神經管缺損,但葉酸的補充一天不要超過 800 毫克,以免有中毒的可能。深綠色和多時的蔬菜(如菠菜和芥藍)、橘子、豆類和堅果都富含葉酸。葉酸易溶於水,因此烹調時必須保留少許水分以保持其鮮味。

維生素 B 群中若缺乏 B_{12} 很容易造成貧血,因此一定要特別注意,尤其素食媽咪。維生素 B_{12} 主要存在動物性食品中,植物性食物中幾乎沒有,因此素食者較易罹患貧血。另外,葉酸也是需要維生素 B 群相輔相成,若維生素 B_1 的攝取量過少,而又多吃葉酸含量較高的食物時,就容易造成維生素 B_{12} 的不足。

此外,前述的肌醇、DHEA、Q10、白藜蘆醇等營養補充品,可在醫師的建議下酌量補充。

適度規律的運動

規律的運動有助於身體的血液循環,益於活化骨盆腔、子宮卵巢的機能。女性的生殖系統位於骨盆腔中,骨盆腔在身體與下肢之間的交會區域,如果女性不運動,或因工作關係長久站立或坐著不動,易導致血液一直淤積在骨盆腔中。血液不流動時,無法供應卵巢子宮組織細胞充足的養分,也無法帶離廢物,易堆積自由基或代謝廢物如二氧化碳、氨、肌肝酸,長期會造成卵巢機能不良或早衰現象。子宮因血循不好,得不到足夠的氧氣也會比較小、較硬,不易使胚胎著床,即使著床成

功，胚胎也容易發生早期流產的現象。

女性骨盆腔血液循環要好，無特別方法，最重要就是養成固定運動的習慣，如騎腳踏車、跳舞、瑜伽、韻律操、跑步、快走、游泳，都是相當不錯的運動。運動原則是不要過量、不要受傷、不要過度激烈。運動的強度最好是在運動過程中能正常呼氣吸氣即可，極限或重力訓練較不適合。只要達到能流汗、心跳超過一百的運動強度就夠了，且每天維持 30 ～ 60 分鐘即可，時間無需太久。

波士頓大學的研究者決定選取了 3500 名年齡在 18 ～ 40 歲之間，一年以上都沒有懷孕的已婚女士，讓她們每週抽出固定的時間做適量的運動，在此過程中，70% 的婦女懷孕了。這不難發現，適量的活動，比如騎自行車、散步、遊玩等，能成功的提高女性受孕的機率。

適度運動對於生育能力的影響是非常重要的，每週高於 5 小時的頻繁運動反而會使懷孕的可能性降低 32%，過度的運動對於女性的生育力來說是沒有好處的。

❯ BMI 維持在 18 ～ 24 之間

一般胖或瘦可用身體質量指數（BMI）來衡量。其計算公式是體重（公斤）除以身高（公尺）的平方數。根據統計，BMI 大於 24 的女性不易懷孕，其受孕率比低於 24 的人降低了二倍；BMI 小於 18 者，受孕率將比正常體重者更降低四倍。

體重也是影響受孕的重要因素，過多的脂肪會導致身體胰島素抗性升高，造成排卵異常，體重過重的女性中，患多

囊性卵巢症候群機率有 30％之高。您的體重有過重嗎？可以先計算看看，建議身體質量指數（BMI）維持在 18 ～ 24 之間（BMI ＝體重／身高（公尺）平方）。

體內的雌激素來源是卵巢及脂肪細胞。如果女性過度肥胖，導致脂肪細胞產生女性荷爾蒙分泌太多，再加上卵巢所分泌的，會使身體的女性荷爾蒙過多，抑制下視丘的腦垂體分泌促進排卵的濾泡刺激素，反而無法排卵，月經混亂不規則，易引起不孕症。肥胖女性容易產生的病症包括多囊性卵巢症、子宮肌腺症及子宮內膜增生，也有女性肥胖是因為先有多囊性卵巢症才肥胖，使細胞代謝率變慢，使胰島素抗性增加，血糖升高，增加慢性糖尿病機會，易造成子宮內膜增生或其他婦科疾病，如長腫瘤、肌瘤、卵巢癌等問題。過度肥胖讓月經不規則而產生的不孕，一定要減重。

女性太瘦也會影響好孕。因腦垂體分泌濾泡雌激素會不足，身體得不到足夠的雌激素，容易出現無經症。此症常見於跑馬拉松選手、過瘦如紙片人般的女性，或過度減肥的神經性厭食症患者，反而不易排卵。古希臘以維納斯代表生育象徵，會生的女性就是要像維納斯一般的身材，沒有馬甲線反而較易受孕。

求好孕先養好習慣

日常作息正常，作息規律、睡眠充足很重要，每天睡足至少 6 小時以上，盡量不熬夜、避菸酒及生活毒素，熬夜會干擾生殖荷爾蒙，導致泌乳激素偏高、月經不規則，不易受孕。遠

離壓力來源，懂得適度調劑身心、紓解壓力，可幫助提升卵巢的排卵能力。

＞戒抽菸

抽菸已經被證實會降低懷孕率，影響甚至大到六成。抽菸會產生尼古丁、一氧化碳及自由基，破壞卵巢的生育能力，易引起卵巢早衰，而使停經提早 3 ～ 5 年。抽菸也會改變輸卵管蠕動及其黏液性質，容易造成輸卵管阻塞，讓精子和卵子阻隔無法結合。吸二手菸也會使生殖力受到菸毒素所害。所以女性要懷孕得盡量遠離「MAN 味」很重的男人。

女生抽菸對卵巢的傷害是不可逆的，最近的兩個案例：27 歲女性抽了幾年的菸，現在停經了。而另一例則是菸齡 10 年的 25 歲女性，從國中開始抽菸，目前已停經。她們不僅不再排卵、被診斷為不孕症，還不約而同出現失眠、身體躁熱，心悸熱、潮紅等更年期症狀，而這類病人也容易產生骨質疏鬆的問題。

＞減酒精

研究指出每天喝二杯以上的酒，受孕率會降低六成。一杯葡萄酒的酒精約佔一成左右，一杯 100CC 的酒大約含量有 10 克的酒精，每天喝 20 克以上酒精的女性較不易受孕。若是酒精含量較低的啤酒喝到 800CC 約 4 瓶以上，較容易不孕。若想喝酒最好酌量，一天不要超過 100CC。

▶少咖啡

　　研究顯示，每天喝超過 250 毫克的咖啡因，懷孕率將下降四成五；懷孕時每天攝入超過 200 ～ 300 毫克的咖啡，也會增加流產風險。但喝咖啡沒有證據顯示會造成先天性胎兒畸形，所以懷孕時想喝咖啡，只要喝一點點就好，不要太多。最好能不喝，如果非要喝不可，可以喝去咖啡因的咖啡，以減少咖啡因的攝取。

　　咖啡因對懷孕的影響，由醫學報告中顯示，只要適度飲用，並無大礙。但由於咖啡因具成癮性，又會刺激中樞神經系統，多喝實在無益，咖啡因會影響母體的分泌，如果喝得過量，會造成媽媽身上的腺體出現分泌物，特別是在腋下、胯下等處，較擔心造成感染。

▶無環境毒素與溶劑

　　環境毒素及溶劑如乾洗劑、清潔劑、印刷品的雷射碳粉、揮發性的物質、重金屬、裝潢中的揮發性甲醛、農藥、塑化劑、桐葉綠素，甚至美甲及修正液中的芳香環溶劑等，都已證實會降低生育能力四成到五成。有些人因為職務的關係，從事乾洗業、印刷業、農耕業、裝潢業、美容美甲業、收銀員等，較容易碰到鉛汞、芳香環、染料、揮發性氣體及自由基等毒素，會出現孕氣較差的可能。

　　環境裡充滿不利於生育的毒素物質，令人不安心，也可能是近年來女性卵巢機能急速下降的原因之一。所以應儘量遠離可能含有毒素的環境，飲食吃原味食物，少吃加工食品，以減少攝取毒素的機會。

在日常生活中有可能遇到的毒性化學物質，有鉛、汞、砷、苯、乙醇等，都會危害生殖細胞。特別注意，房屋裝修選擇的材料一定要綠色環保；裝修後，還要對房屋內空氣做品質監測。室內空氣品質合格，才能考慮懷孕。

▶ 注意藥物使用

安眠藥、抗憂鬱劑等中樞神經的用藥，會讓身體泌乳素升高而抑制排卵。另外，一些像減肥藥也可能會造成月經亂經影響排卵。有些癌症患者為防止復發會使用的化療藥物，亦會抑制排卵或不排卵，而影響生育率。自體免疫型藥物，如類固醇、細胞毒殺藥物，這都會影響受孕。而一些禁藥更不用說，如 k 他命、安非他命、大麻、海洛因等，吸食這些毒品後，不孕機率甚至高達七成。

有些女性會服用中藥來調理身體，不過，目前中藥沒有完善的把關機制，因此，難以確認中藥材是否為劣質品，甚至是否含有硫化物，為了讓中藥能長久保存，多半會薰成棕色，可是薰得愈黑代表硫化物愈多，吃進過多的硫化物恐造成不孕症。除此，中藥也可能被鉛、汞等重金屬汙染，因此要特別注意，最好找合格的信任中醫師開立，不要自行購買。

▶ 定期做卵巢檢查

隨著年齡的增長，生育能力下降主要跟卵巢功能老化有關，可定期每 6 個月，至醫院做超音波或抽血檢查卵巢功能，如果早發現卵巢功能問題，可以及早處理。

其中，影響排卵異常的原因不少，包括卵巢與生殖內分泌

異常都可能會導致排卵不順。以卵巢問題來說，當女性患有多囊性卵巢症、排卵障礙時，會出現月經週期異常或經血過少，導致排卵不順；另外，像是卵巢長腫瘤、卵巢過早衰竭等疾病，也會影響正常排卵功能，甚至無法排卵。

此外，當女性出現泌乳激素、雄性激素過高等生殖內分泌異常問題時，也會導致排卵出現障礙，造成女性不易受孕。

改善男性精活力

美國疾病管制中心認為，任何的不良習慣，都會加速精蟲老化，胎兒基因不良率也會增加，會影響孩子的健康，因此改變生活，對男生女生都是必要的準備工作。精子的製造週期差不多平均 64 ～ 68 天，要讓精蟲活動力變好，大概要 2 ～ 3 個月之後，就可看出努力的結果。

1. **多運動**：史前一萬年的男性習慣以狩獵為生，原始人沒交通工具，他們每天外出跑來跑去，必須在森林中打獵，那種原始男性的精子活動力就很好，身體的血液循環好，造精能力高。所以運動是增加精子品質數量的最佳方式，但避免激烈運動，讓睪丸溫度保持低於常溫0.5 度以上，有助於增加精蟲的製造。

2. **不菸酒**：菸品中的尼古丁，會降低睪丸造精能力，抽菸之後香菸產生的一氧化碳導致血管收縮，有毒的物質在血管裏使造精能力降低，使精子品質變差，甚至造成陽痿，要懷孕就應盡量減少菸酒或不菸不酒。

3. **減藥物**：藥物如安眠藥、化療藥物、類固醇藥物、大

麻、鎮靜劑、抗高血壓藥、抗憂鬱、治療痛風……等藥物均會對生殖功能有不良之影響，都會導致睪丸造精的能力降低，不容易受孕。

有些年輕人對避孕方式一知半解，竟然有男性在吃避孕藥，男性吃避孕藥不僅無法有效避孕，還會讓精子的製造量減少，以及活動力下降；更嚴重的是，會有乳房變大、全身水腫，甚至產生幻覺、不好入睡的情況，都是男性吃避孕藥的副作用。

4. **避高溫**：不要使睪丸附近的溫度上升。穿衣不要穿太緊身的三角褲、緊身褲，不要太長時間泡溫泉，讓睪丸長時間暴露在過熱的環境中，易使精子畸形。有些職業如廚師、長途卡車的司機，或喜歡將筆電放在靠近大腿靠近腹部的地方，也會因為長期缺乏活動，使下體溫度升高或下肢血液循環不好，而影響精子品質。而在工作上必須久坐的男性，久坐讓鼠蹊部長時間高溫，對睪丸也是傷害，盡量間隔 30 ～ 60 分鐘，就應站起身走動，活絡下肢血液循環。

5. **補充營養**：在受孕前的準備階段，夫妻雙方應注意加強營養，多吃一些高蛋白和維生素豐富的食物，這樣可以使生殖細胞發育良好。

有利於精子形成的營養素，特別是像優質蛋白質的食物，如魚肉，其營養素中有一些微量元素如鋅、猛、鐵，有助提升造精功能。另外，有研究指出，如維生素 C、E、輔酶Q10、葉酸、L-Arginine（L 精胺酸）、Caltogan（凱樂達）、

Glutathione（穀胱甘肽）、Selenium（鋨），能增加睪丸的血流量，促進造精功能，提升精液的品質與量。可在詢問專科醫師建議後再適當補充。

飲食上，要合理補充富含優質蛋白質的食物，多吃魚蝦、瘦肉、雞蛋、大豆及其製品等。要有足夠的微量元素的攝入，特別是鋅和硒，它們是精子生成過程中必備的養分和原料。一般來說，鋅普遍存在於海鮮及牛奶等奶製品中，而黑豆、黑米等食物中含有大量的硒。此外，綠色蔬菜中的維生素 C、E 等也利於精子發育，所以切不可挑食偏食。

PART 4

那些關乎
孕兒的事兒

　　我從事不孕症治療已 15 年，很多人常關切如
何享好孕、避免孕氣差的方法，也有更多人希望
進一步了解有關於生殖技術的內容。除了前述幾
章詳述的部分之外，針對最多人詢問的問題，也
一併歸納整理在這一章裡，供讀者們參考。

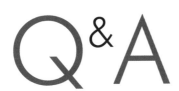

好孕不孕
39 個大哉問

Q1
子宮內膜變薄會影響受孕機率嗎？

A 子宮內膜變薄會使經血量變少，經期大概二、三天就沒有了。子宮內膜變薄是因為體內女性荷爾蒙（如雌激素、黃體素）的分泌量不足，常見是由卵巢功能不佳或排卵不規則、卵巢早衰所致，也可能是做過子宮內膜括搔術，而導致子宮腔沾黏使經血量變少。

　　子宮內膜就像稻田中的稻米，女性荷爾蒙就像水，女性荷爾蒙少，稻米量就絕不會多。想讓內膜變厚，就要想辦法恢復排卵功能為優先要務。在治療上，傾向讓卵巢回復排卵機能，可給予排卵輔助藥物之外，建議也可以保健食品輔助，如DHEA、肌醇、葉酸、維生素 C 或 E，提升卵巢機能，讓子宮內膜變厚，延緩早衰。

Q2
指甲油會影響受孕機率嗎？

A 因為指甲油常含有芳香環溶劑，此種物質的化學結構與女性體內荷爾蒙結構類似，具有揮發性的溶劑可經由鼻

子進入血液循環再到卵巢，會使卵巢機能不正常。此外，還會作用到腦垂體、下視丘的部分，紊亂生殖內分泌系統。如果接觸頻率過高，如每兩、三天就塗一次，或本身是美甲工作者，產生不孕的機會就會比較高，長期接觸也影響排卵，使內分泌、月經混亂，而塗掉好孕氣。想懷孕的女性最好不要過度頻繁使用指甲油，建議一個月不要多過一次。

市場上的指甲油多數是化學成分不合格的有害物質，可以說越便宜的指甲油有害成分越多。指甲油的成分基本上是以硝化纖維為主，配上丙酮、醋酸乙酯、乳酸乙酯、鄰苯二甲酸酯類等化學溶劑製成。長期使用會危害身體健康，有可能造成不孕；而指甲油的有些成分會揮發，吸入體內可能造成孕婦流產；孕期塗指甲油可能會導致胎兒畸形；若是哺乳期媽媽塗了指甲油，孩子長大後患不孕症或者陽痿的機率也會增加。女性朋友要減少塗指甲油的頻率，盡量不要購買廉價的指甲油。

「鄰苯二甲酸酯類」是塑化劑的一種，用來增加指甲油的延展性，它的分子結構類似動物體內的荷爾蒙，會經由皮膚吸收、食入、吸入等方式進入人體，長期累積下來會影響生殖、神經系統，造成胎兒畸形、癌症等問題。

Q3......

染髮會使「孕氣」變差？

A 各種的化妝和染髮用品都是十分複雜的化學製劑，特別是燙髮藥水或染髮藥水，還可能經皮膚吸收後進入血液循環，對卵子產生不良影響，影響正常的懷孕。

在醫學的研究文獻上，化學染髮劑比較會造成膀胱癌。不過，為了減少可能的風險，建議要計畫懷孕者最好還是不要過度染髮，愛漂亮也不要染得太過頻繁。要染髮最好採取挑染，不要全頭染，且間隔 3～6 個月以上染一次即可。

所以化妝、美甲、染髮、燙髮等和美麗息息相關的這些活動，在準備懷孕前期都應有所控制或者完全杜絕。

Q4......

男人常騎車容易殺精？

A 適度騎單車雖有益健康，但仍需注意休息及避免坐墊過硬、過窄，選擇寬型的軟坐墊，保持下體血管暢通。而且騎車時間不要太長，才較不容易造成壓迫，以免傷害生殖器官。

自行車選手因為車座窄，長期坐著會傷精子的活動力。男性騎車最好不要選硬尖的座墊，因為騎車時睪丸包得較緊，摩擦座墊又會增加局部的溫度，長期恐影響睪丸造精能力，降低精子活動力，尤其是在夏天氣候較炎熱，騎自行車雖然看起來很有男人味，但是要切記，精子難在高溫的環境製造。男性相

當熱中騎車,建議選用中間有洞的坐墊,可通風且能散熱,減少對精子活力的傷害。建議每次騎車不要連續超過二小時,每隔一段時間可歇息一下,讓睪丸局部降溫。

臨床上曾遇到一位男性患者一天內從台東騎單車騎到高雄,結果3天內都「沒反應」,患者因勃起功能障礙就醫,所幸一週後終於重振雄風。

Q5..
腮腺炎會導致男性不孕?

A腮腺炎是一種急性呼吸道傳染病,主要侵犯5～15歲兒童。流行性腮腺炎病毒不僅對腮腺有特殊的「親和力」,而且也特別喜歡侵犯腦膜、睪丸。腮腺炎若發生在青春期,正值睪丸發育階段,容易導致睪丸發炎產生纖維化,就無法造精。根據統計,青少年得腮腺炎,要小心有三分之一機會,可能導致睪丸發炎纖維化而無法造精,導致男性不孕。成年之後得到腮腺炎,因睪丸發育已成熟,其影響較小,但還是可能造成寡精症或無精症。

腮腺炎病毒的一個特點是不僅對腺體有作用,也常作用於神經組織、胰腺,特別是對睪丸有相當的「親和力」。合併睪丸炎者可佔腮腺炎病人的五分之一至四分之一。其中有三分之二為單側患病,三分之一為雙側。發病時間持續3～5天,重者可達二週。發生在青春期前後的睪丸炎可導致睪丸曲細精管上皮細胞和間質細胞受到病毒的不可逆的損傷,嚴重時可造成睪丸萎縮。此外,成年男子的雙側腮腺炎合併睪丸炎還可以引

起性腺功能低下，有時同時引起無精症或精子數目嚴重減少，低於 500 萬／ ml。

腮腺炎病毒攻擊睪丸，導致睪丸腫脹疼痛，但 10 天左右，睪丸消腫而癒，此時患者以為痊癒，但實際上腮腺炎病毒對睪丸組織已經造成損傷了。

Q6......
手機貼身帶會讓精子游不動？

A男性常將手機放在褲子的口袋，而前面的口袋靠近陰部即生殖部位，因為手機有電磁波，特別是接收及發射訊號時，可能會對睪丸、副睪有影響，但實際的影響不清楚。也曾有研究指出，將筆記型電腦放大腿上打字，筆電的熱源也會對胯下的小蝌蚪造成傷害，但這方面研究目前無足夠證據顯示會傷害精子，但為了減少可能的風險，建議手機或筆電等 3C 產品盡量遠離陰部或胯下的位置擺放。

手機若常掛在人體的腰部或腹部旁，其收發信號時產生的電磁波將輻射到人體內的精子或卵子，這可能會影響使用者的生育機能。人類的精、卵子長時間受到手機電磁波輻射，有可能造成精卵發育的傷害。

研究人員發現，手機發出的射頻電磁波（RF–EMW）對人類精子會產生不良的影響。通過對兩份分別受 RF–EMW 手機輻射影響的精液樣本和不受影響的精液樣本的分析發現，暴露於 RF–EMW 的精液樣本精子活動力和生存力明顯降低。因此，研究人員推測，如果男性將褲袋中的手機保持在通話模式

可能會對精子產生不利的影響，並損傷男性生育能力。

Q7...
不孕求子路上應多方徵詢意見？

A不孕症治療過程最好信任你的主治醫師的處置方式，雖然目前網路訊息流通相當快速，訊息很多，但是真假不能確知。有人宣稱將個人經驗放在網路上，但其中不乏人為刻意操作，而可能影響正規醫療的作法。建議還是以信任醫師的角度進行不孕症治療。如果在某家醫院進行人工授精或試管療程，至少給同一位醫師進行 2 ～ 3 次，若沒有成功再決定要不要換一位醫師。不要做一次治療失敗就換一位醫師，這樣醫師很難在治療中找出你的不孕癥結，會讓治療功虧一簣。

因為人工授精的平均成功率為 15 ～ 20%，低於 30%，亦即可能 3 ～ 4 次才會有一次成功；而試管成功率則為 40%，也就是可能 2 ～ 3 次才會有一次成功，所以不需要過度苛責醫師。即使換醫師重新檢查及治療，成功率也是差距不大，但在臨床上，同一醫師第一次失敗後，在第二次經由調整戰略後，可較為有效的提升懷孕的成功率。更換醫師也可能增加不安焦慮，對病患未必是好事。

醫學是一門科學，科學的內涵應該包括：分類、量化、可檢測、可重複。針對不孕症的治療也應該遵守科學規律，對不孕症進行分類，明確診斷，然後對症治療。在治病過程中使用在臨床實踐中被反覆證實有效的治療方法，只有這樣才能說是遵守科學的治療方法。

1. **要求醫生確診**：因為「不孕症」不是一個疾病的名稱，而是由多種疾病引起的共同臨床表現，如果你的醫生不能確診，只是抱著「試著治，不行再換方法」的態度來為你治療，那他多半對治療你的病沒有任何幫助，我們知道「診斷不明，用藥不靈」，因此你要要求你的醫生最終給你的疾病下一個明確的診斷。

2. **拒絕過度服務**：有些醫院對患者先開一堆檢查，百般勸誘你買藥，並且阻止患者之間交流。這時你應冷靜對待，在沒有明確診斷搞清病因的前提下，不要接受所謂的治療。

3. **要求知情選擇**：針對每一種病因，一般都有幾種治療方案可供選擇。患者可要求醫生提供所有可行的治療方案，以便選擇最有效的治療方案。

Q8......................................
人工流產易引發不孕不育？

A人工流產須以器械刮除著床在子宮內膜上的胚胎組織，過程若不慎恐引起子宮腔發炎，很容易導致子宮腔沾黏，讓之後的胚胎無法著床。有研究統計，進行人工流產 1 次之後，會使不孕的機會增加 10 ～ 15%；連續 2 次會增加至 20 ～ 30%；連續 3 次會使不孕機率提升至五成。特別是年輕的少女常因為怕做人工流產被父母知道，而選擇非法或無執照的診所進行。如果醫療器械消毒不夠，更容易引發子宮腔發炎的機會。若非不得已必須進行人工流產，最好還是找合格醫

生、醫院做。醫師會根據週數判斷是否一定要手術，或採取服用藥物的方式進行流產，以降低對子宮腔的危害。

曾多次流產或人工流產，容易造成骨盆腔感染、子宮腔沾黏、發炎等等的問題，使胚胎著床受到阻礙。另外，人工流產對女性的身體影響甚劇，如果目前不想懷孕生子，還是一定要做好避孕保護措施。

Q9..
多運動一定可降低不孕機率？

A 運動最好以一天 30 分鐘至 1 小時的溫和運動為原則。從事過度激烈運動、重力訓練或長時間運動，反而會出現反效果。以前從事激烈運動的年輕女性，經常會出現月經不順或月經異常的情形。英國女性划船競賽的選手在賽季無月經，賽後月經才恢復的例子時有所聞。女性馬拉松選手也常常出現月經不規則或無月經現象。

曾有人調查過從事激烈運動的大學體育系的女生，結果發現很多月經異常或無排卵的現象。有月經異常的女性，荷爾蒙的狀態幾乎都是間腦（丘腦下部）的荷爾蒙分泌降低，容易引起較輕微的排卵障礙。不過，只要中止運動，就能夠恢復正常。可是這種輕微的排卵障礙長期放任不管，有可能會惡化成嚴重的排卵障礙，所以，平常就要量基礎體溫，定期檢查卵巢的荷爾蒙狀態等。

不論男性還是女性，身體各項功能正常是孕育一個寶寶的前提。而想要一個強健的體魄，就必須堅持體育鍛煉，強身壯

體，增強免疫力，還能在運動中放鬆疲憊和焦慮的心情。孕前鍛鍊的時間每天不應少於 15 ～ 30 分鐘，一般最好在清晨進行運動。推薦鍛鍊的項目：慢跑、散步、健美操、打拳、登山、郊遊等活動。不建議長時間進行騎車活動。

健康陽光的運動男，當然可以期待他的精子質量與他的皮膚、心臟和肌肉一樣優秀，但是，運動絕不是越多越好。有研究顯示，運動狂男的身體會釋放更多的類固醇激素，而這可能會影響受孕。

Q10..
曾減肥而使月經停止就會造成不孕？

A BMI 值也就是體重（kg）除以身高（m）的平方。女性大約在 18 ～ 24 為正常範圍，也是最適合懷孕的比例。

體型的確也會大大影響女性的受孕機率，很多女性一直被過於纖細的體型困擾著。過瘦可分兩類成因，一是代謝能力太好所以身體總是瘦瘦的，二是腸胃機能不佳所以總吸收不了吃進去的營養，後者因為身體器官機能不佳連帶影響受孕機率，所以比較難治療。女性體態纖瘦但不常有病痛的表示身體的機能還算不錯，所以比起肥胖的女性，除非有內分泌的問題，否則過瘦體型的不孕問題通常較小。

門診中遇到想「求好孕」的病患以肥胖女性居多，肥胖又可以分實胖和虛胖兩種，一般如果發胖但只要稍加控制體重或是多運動就能瘦回來的屬於實胖，表示身體的代謝功能還不錯；但如果有節制飲食且增加運動量但體重依然沒有變動，表

示身體的代謝能力較差，屬於虛胖體質。肥胖時常關係著內分泌問題，所以醫師會一方面替女性調理身體狀況，另一方面依據體質給予合適的建議讓她們逐漸瘦下來，問題改善後通常好孕就會自然而然來報到了！

肥胖或消瘦都是月經異常的原因。肥胖持續進行時，體脂肪增加，調節血糖的胰島素抗性提高，而引起月經異常。

脂肪細胞具有製造荷爾蒙的作用。當脂肪細胞增加時，卵泡的代謝產物雌激素也會上升。

胰島素上升時，在卵巢的一種雄性素也會增加。這些荷爾蒙異常會使腦垂體分泌的 LH（黃體化激素）分泌亢進，引起月經不順。這種荷爾蒙異常即使月經恢復正常，也會阻礙卵子發育和成熟，成為不孕的原因。

此外，還有一種肥胖症是由於飲食中樞障礙而導致飲食過度，引起肥胖，稱為中樞性肥胖。這時與普通的肥胖（單純性肥胖）一樣，LH 會亢進。

肥胖引起的高胰島素狀態，不只是會造成月經異常，同時也會成為高血脂症等成人病的原因。因此在健康管理上，要妥善的進行體重管理。但值得一提的是，驟然減肥反而會引起月經不順，應該要循序漸進的減肥。

另一方面，消瘦所引起的月經異常過程和肥胖是不同的。太瘦時，體重驟然減少，因而形成壓力，由腦垂體分泌的 LH、FSH 荷爾蒙的分泌降低，就會引起嚴重的月經異常或無月經。

伴隨減肥的月經異常的結果，與單純的「消瘦」是不同的。其理由就是減肥所造成的壓力，會刺激腦垂體分泌生物體

防禦荷爾蒙等一連串的荷爾蒙。簡單來說，減少熱量或營養素的攝取，會使大腦認定身體出現危及生命的狀況，因此為了保護身體系統的正常運作，會分泌忍耐飢餓的荷爾蒙，除了抑制食慾，同時也會降低引起排卵所需的荷爾蒙。換言之，以維持生命為第一考慮，種族的保存等與維持生命無關的荷爾蒙就會減少了。因此並非是因減少體重，而是因為減肥所引起的壓力才造成月經異常，所以瘦身一定要慢慢的讓體重減輕，過程不能求速而採取太激烈的手段。刻意瘦身致使無月經者，約半數的人都無法恢復經期，如果後來月經有恢復者，還算是幸運的，仍有懷孕的機會。

Q11 ....
以前曾服用避孕丸會導致不孕？

A 服用避孕丸不會引起不孕症，但是服用避孕丸之後，會暫時出現月經不順的現象。在月經還不穩定的年輕時期，本來就會出現月經異常，即使未使用避孕丸，也可能會發生月經異常。如果在服用避孕丸之後，並沒有出現月經異常等問題，應該不至於會影響生殖功能。如果在停止服用避孕丸之後的一段時間（超過 3 個月），卻遲遲無法自然懷孕，應該至門診做進一步的檢查，確認是屬於哪種原因的不孕症。

但是緊急避孕藥的成分是高劑量的女性荷爾蒙加上黃體素，或單獨使用高劑量黃體素，以抑制卵巢排卵，減少精子、卵子的結合力，同時改變子宮內壁、使受精卵無法著床，但因女性荷爾蒙含量高，服用後易噁心、嘔吐，且性行為後 72 小

時內雖有避孕效果，但效果隨時間遞減，第 3 天服用的避孕成功率僅 58%，若長期使用，更會造成月經紊亂，提高不孕機率，副作用很大。

早期的避孕藥確實會因為藥劑超重，而有吃久了導致不孕的可能性，但現在由於都是低劑量的避孕藥，這樣的情況比較不易發生。但未婚及未懷孕過的婦女要注意，放置子宮內避孕器如果時間過久，很容易造成骨盆腔感染、沾黏，或者輸卵管阻塞及沾黏，如此可能會有不易受孕的後遺症。

Q12
是不是有月經就一定有排卵？

A 以正常的生理而言，有排卵且沒有受孕，一定會有月經。但是如果沒有排卵的狀況下，子宮內膜也會因不排卵的卵泡分泌少量雌激素持續刺激而增生，使子宮內膜不穩定而產生剝落、出血，感覺就像月經一樣。由於每一次子宮內膜剝落的區域不同，因此出血的時間通常會超過 7 天。這種情形其實並不是真的月經，正確的說法應是無排卵性月經，屬於子宮的不正常出血。因此每個月都有規律的出血，並不代表一定有排卵。

正常生理週期下，婦女每月排卵。如果沒有受精懷孕，子宮內膜就會崩解，形成月經來潮。但是這只告訴我們有排卵就會有正常的月經，而反之不然；每月有月經出血，卻不一定表示當月有排卵。

有的女性由於下視丘發育不成熟，或下視丘週期中樞成

熟延遲，使下視丘——腦垂體——卵巢軸三者之間的調節不完善；或當過度緊張或勞累；或由於慢性疾病等干擾月經的正常調節關係時，可能出現卵巢並不排卵，子宮卻出血的現象，即無排卵性月經。此外，不排卵常見於更年期或停經前期女性。她們由於卵巢功能衰退，卵泡不能發育成熟，以至卵泡耗竭，此時，卵巢不再行使排卵功能了。

無排卵的月經，表現形式不一，較常見的是不規律的陰道出血，也就是說出血的間隔時間、持續的天數和血量的多少均毫無規律。有時兩次月經可間隔數月，稱之為稀發月經；有時卻隔幾天就流血一次。一般而言，間隔少於 21 天的月經，常見為無排卵月經。可能每次流血短則幾天，長則數月；血量少則點滴出血，多則量多而來勢急劇，後者常因出血量太多引起頭暈、無力等貧血症狀。

為什麼每月雖來月經，卻不排卵呢？原來，卵巢表面的卵泡成熟後不破裂，成熟的卵子就不能排出，而卵巢照樣能分泌雌激素。因此，子宮內膜在這些雌激素的作用下，仍然週期性地起著變化，表現出來的就是規律的月經，卻並不排卵。

Q13
沒有結婚可做人工授精或試管嬰兒？

A 目前台灣的人工生殖法規定，未婚禁止做人工生殖。根據《人工生殖法》的規定，接受人工生殖治療有資格限制的，需是合法的夫妻才可以進行，目的是為了健全人工生殖之發展，保障不孕夫妻、人工生殖子女與捐贈人之權益，維護

國民之倫理及健康。因此同居、離婚關係的男女是不能做人工生殖的。如果配偶死亡，則視同婚姻關係結束。

Q14..

檢查不孕，可否先檢查女方，如果沒問題，再檢查男方？

A 根據國內統計發現，不孕症成因中，有35％原因是來自於男性不孕，40％是女性不孕，10～20％是男女雙方皆不孕，剩下的10％才是不明原因的不孕。可見男性不孕因素並不少見。

不孕症的檢查，其實男女雙方都要檢查，並非自己覺得身體沒有問題，就一定是沒有問題。檢查的安排，最好是男女雙方同時進行，因為不孕的原因男女都有可能。且男女雙方同時檢查的話，對於女方心理上的支持會比較好。即使以前曾有過生育的記錄，也並不代表今後就一定能生育，因此仍建議再檢查一次。

大部分的男性對於生育功能或不孕檢查都不會很積極，總是會推說工作忙碌沒有時間或自認為自己沒有問題，接受檢查時會猶豫不決甚至不願意配合。傳統上人們總認為無法懷孕的原因主要是女性的問題，事實上男性因素導致不孕高達35％。我在門診偶爾會碰到人高馬大的男子漢，精液檢查結果是無精症患者。男性應放下無謂的大男人自尊，勇於接受生育功能檢查，才能儘早發現問題儘早治療。

Q15..
前幾次懷孕的胚胎都停止生長，能做試管嬰兒嗎？

A如果是這種情形，則必須先檢查有沒有造成反覆流產的原因。人工或自然受孕，包括排卵、骨盆腔狀況、輸卵管暢通程度、精蟲品質、內分泌檢查、缺一不可，因為這些都是會影響懷孕的。

而試管嬰兒治療，醫師透過取卵，體外胚胎培養，可以幫病患略過包括輸卵管抓卵、精卵結合、胚胎運送……等複雜過程，直接將培養好的胚胎植入母體以達到迅速懷孕的目的，所以和輸卵管骨盆結構相關的攝影檢查及腹腔鏡檢查便不一定要做。如果是原因不明，則可以考慮採試管嬰兒的治療。如果是染色體異常，則可以透過胚胎著床前篩檢，來選擇染色體正常的胚胎植入。

造成重複性流產或試管療程失敗的原因很多，包括：夫妻雙方有染色體異常、自體免疫異常、子宮先天異常、子宮肌腺症、子宮肌瘤、子宮內膜息肉、子宮腔沾黏、卵巢黃體功能不足、甚至原因不明等等原因。

有些原因可以在做試管療程之前給予手術校正，有些則需要藥物輔助治療。有些實在找不出原因，透過重複試管嬰兒療程也可能克服重複流產障礙，求子成功。

Q16

在進行人工生殖前，可先試口服排卵藥嗎？

A一般而言，如果使用口服排卵藥 6 個月後仍沒有懷孕，若再使用則會增加懷孕的機率是有限的。排卵藥吃了有一半病人可能會讓子宮內膜變薄，用來刺激排卵的藥物，在一些女性身上重複使用的話，已被證實會導致子宮內膜變薄的。加上藥物有副作用，因此不建議一直持續使用口服排卵藥。其實可以嘗試選擇更積極的方式例如人工授精或試管嬰兒療程，在短時間內幫助自己懷孕，尤其是年紀超過 40 歲的高齡者。

Q17

人工授精可以做幾次？

A人工授精基本上沒有限定次數，但是根據研究指出，人工授精做 3 次以上仍未懷孕，繼續再做下去能成功增加的懷孕率有限（可能不到 10％），因此已經做過三次人工授精仍不能成功懷孕的人，建議直接採用試管嬰兒生殖技術。人工授精成功率約 20 ～ 25％，試管嬰兒成功機會要比人工授精高一倍以上，成功率不分年齡平均約為 40％，且活產率也可達 30％，兩者都遠高於再做人工授精。

如果要接受人工授精方式，先決條件是女性的輸卵管必須暢通無阻，卵巢功能也不能太差；而男性精液要有一定的品質，活動力最好能大於 30％，數量則不低於每 1 毫升 500 萬

隻，如果精蟲不怎麼動，成功機會當然不大，所以假如精液品質很差，最好就直接做試管嬰兒了。

Q18......
為何明明有排卵，還是不孕？

A 這可能有以下幾個原因影響：

1. **在受精的階段：**精子在通過子宮頸時，可能絕大部分被子宮頸黏液給絆住、子宮頸或子宮腔內有沾黏、輸卵管有問題如骨盆腔沾黏、輸卵管水腫阻塞使卵子無法進入輸卵管內等，都是可能的影響因素。

在排卵期，子宮頸黏液會增加分泌而且變不黏稠，可以讓精子容易通過子宮頸內管進入子宮腔內。但是有的婦女體質上不容易產生足量子宮頸黏液，這時候精子不容易進入子宮腔內，就不容易懷孕。另外，有些婦女會產生抗精蟲抗體，抗體在子宮頸管黏液中以高濃度的方式分泌出來，將使精子無法游動，那麼就會阻礙受精。

大多數輸卵管阻塞是由於披衣菌和淋菌的入侵所致，起初並沒有任何的症狀，後來就可能引起發炎，時好時壞，久而久之就引起輸卵管狹窄，甚至形成阻塞的情形。

引起輸卵管阻塞的原因首先就是感染；其次是子宮內膜異位症；還有以前動過剖腹手術，術後引起沾黏；或是曾經動過輸卵管手術等。

輸卵管內側有上皮細胞，藉著蠕動輸送卵子或受精卵。如

果輸卵管阻塞或即使輸卵管通暢，可是因為發炎或輸卵管水腫導致輸卵管上皮細胞蠕動無法順暢進行時，精卵就無法受精或是受精卵就無法到達子宮進行著床。

2. **卵子不良和胚胎發育及著床階段**：不好的卵子其細胞內會出現許多顆粒或空泡。當卵子不成熟、過熟或異常時，受精的過程會出現許多障礙，就很難懷孕。即使成功受精，形成的胚胎品質也不好，最後無法發育而萎縮。此外，也可能因子宮內膜厚度不足、子宮腔內有腫瘤如息肉、肌瘤，造成胚胎著床障礙。

3. **發生流產情況**：可能受胚胎本身染色體異常、黃體素不足、母體有自體免疫抗體、子宮內膜異位症、子宮肌腺瘤等因素影響。

Q19
人工生殖失敗，是要繼續治療，還是先休息？

A對一般病人來說，如果是試管嬰兒治療未成功，試管嬰兒因為有取卵，卵巢會留下取卵針穿刺的傷口，需等傷口復原，所以能間隔至少一個月會比較妥當，通常會建議休息1～2個月，讓新一波卵子形成。如果是不間隔，才剛失敗就馬上接著再做，因為前一個月卵巢才剛接受了注射排卵針的刺激，卵巢還沒完全消腫、黃體還沒完全消退。甚至時有卵巢囊腫存在，這些都會干擾到接下來卵泡的發育、卵子的品質、以及排卵偵測的判定，所以建議至少間隔一個月。等到身體（主

要是卵巢）及心理復原後，再進行下一次的試管嬰兒的治療。如果是人工授精，因藥物排卵刺激較輕微，則可以緊接著下一個週期連續治療。

33 歲以前的婦女，卵巢功能大部分都還不錯，不管間隔幾個月，甚至間隔一、兩年再做，人工生殖的成功率都沒多大差別。

但 35 歲以上的婦女，因為卵巢功能急速衰退中，每延遲半年，成功率就明顯下降一截，所以人工生殖療程最好不要間隔半年以上。

Q20
做人工生殖治療，能指定胎兒性別嗎？

以目前的人工生殖科技而言，雖然可以用植入前遺傳診斷的方式來性別篩選，但一方面必須以試管嬰兒的方式來進行，費用高且無法保證一定能懷孕，且會造成男女比例失衡，因此不鼓勵這樣做。若以精蟲篩選的方式，不論是人工授孕或試管嬰兒，成功率都不到 70%。

為了避免男女比例失衡，台灣《人工生殖法》有明文規定，除非有性別遺傳性疾病，否則不能指定生男或生女。

Q21

做人工生殖治療，就可提高懷雙胞胎的機會嗎？

試管嬰兒療程，植入胚胎數越多，多胞胎的機率越高。根據統計，經由人工生殖技術而成功活產者，大部分仍是單胞胎，約 20 ～ 30％會形成多胞胎。其實人類的生殖環境先天上就是適合單胞胎，而國外目前也傾向植入單一胚胎，這樣可以減少多胞胎機率，以及多胞胎所衍生的問題，例如母體負荷變大，較易發生心衰竭、肺水腫、妊娠高血壓、妊娠糖尿病、早產、產後大出血等症狀。同卵雙生所形成畸形兒、連體嬰的比例，更是高出一般胎兒許多，甚至還包括：臍帶打結糾纏使胎兒突然喪失心跳等危險。多胞胎的胎兒也可能早產，或因早產治療而易引發合併症及後遺症。

懷雙胞胎，其流產及早產比例確實相當高；包括：早期 12 週以下的自然流產，及懷孕 20 ～ 28 週可能不慎早產；在兩個雙胞胎誕生以後，往往也有胎兒體重過輕如巴掌仙子，或有先天缺陷及發育不良等情形，例如孕媽咪於懷孕 32 週左右出現早產陣痛，很快就可能誘發早期破水而提前生下胎兒。

傳統看法認為，懷雙胞胎代表雙喜臨門，然就婦產科醫師的專業來看，孕婦懷雙胞胎在產檢的照顧上會比一般妊娠婦女更為緊張，也更為擔心發生上述所提及的種種妊娠風險，懷雙胞胎的孕婦其實是屬於高危險妊娠。

因此，在人工授孕和試管嬰兒治療後如果發現是多胞胎，也可以進行減胎，通常會以保留一個胎兒為首要考量。如果想

保留雙胞胎也是可以的，但必須考量下列因素，包括母體本身的身體有無潛在疾病，如糖尿病、高血壓、心肺功能方面的疾病；母體本身的心理狀態，以及家人的支持度，家庭的經濟條件等。

Q22..
想知道終止人工生殖治療的標準

A過去行醫過程有位 40 歲 F 女士來到我的門診就醫，只進行了 1 次試管嬰兒療程就懷孕，遺憾的是懷胎 8 週胎死腹中。後來又進行了 6 次試管嬰兒療程，卻無法懷孕。反覆進行試管嬰兒，結果能夠採取的卵子數逐漸減少。42 歲以後，也就是在去年認為這是最後一次的治療，接受第 8 次的試管嬰兒，結果卻懷孕，且平安無事的生產了。

她在最後一次試管治療週期成功懷孕，其實卵子並不是特別好，可是以前幾次卵子品質都比最後這次好，為甚麼無法懷孕，這次卻懷孕成功，著實不得而知。

反之，進行 6 次試管嬰兒療程，每次都植入好的卵子，結果卻無法懷孕，只好放棄治療的人也是有的。

因此要準確推測人工生殖治療後的結果是很困難的。持續不孕治療的過程，只能夠利用一些研究統計來進行預測。列舉如下：

1. 一般不孕治療的人（吃排卵藥和人工授精）約 90％兩年之內會懷孕。若進行兩年治療還無法懷孕，最好考慮試管嬰兒療程。

2. 人工授精的懷孕率，連續 3 次的累積懷孕率最高，第 4
   次以後增加有限，從第 6 次以後就開始降低，所以不必
   再持續下去，應改用試管嬰兒治療。

3. 試管嬰兒等輔助生殖醫療，持續同樣的治療到第 4 次為
   止就會懷孕。像先前的 F 女士第 8 次試管嬰兒治療才
   懷孕，其實這樣的情況已是少見。

4. 指示卵巢機能的指標，血中 FSH 為 25IU ／ ml 以上、
   或是 AMH ＜ 0.13ng ／ ml，即使使用任何方法，懷孕
   率都非常低。

5. 40 歲以上的試管嬰兒的治療成績，成功率相對較低。
   45 歲以上想要懷孕就更困難了。

6. 子宮肌腺症嚴重時，懷孕率較低。

使用目前的輔助生殖醫療時，懷孕必須的條件就是精子、
卵子與子宮要正常。因此包括年齡的問題在內，卵子的品質不
佳，或子宮有嚴重的問題存在時，就很難懷孕了。

但是如果沒有存在著明顯的問題，像先前的例子出乎意料
之外，也可能會出現懷孕的情況。但也有可能與原先的估計相
反，一直無法懷孕。

我也曾治療過一位 52 歲停經婦女，她因獨子早逝，想把
獨子再生回來。我運用子宮回春借卵生子的技術，成功讓她懷
孕，生下一對可愛的男雙胞胎，加倍奉還，讓她喜出望外。停
經婦女看似沒希望，還是可透過生殖科技完成求子夢想。只要
不放棄，堅持治療，還是會得到「幸孕之神」眷顧的。

雖然人工生殖科技已經很進步了，仍然有一些障礙需要科
學家和醫學專家努力來克服。舉例來說，如何突破胚胎著床障

礙，是今後我們要研究的重要課題之一。

目前要盡全力想出自己應該要使用何種治療方法、持續多久的治療期間、要進行治療幾次、下定決心全力以赴是很重要的。這是非常重要的問題，可以花一點時間和醫師或諮商員商量一下。當然，要選擇停止治療是很痛苦的事情，但是過了一段時間之後，夫妻就能夠接受現狀，考慮接受兩人世界的生活。也可以轉個念頭，採取領養小孩的方式，來讓家庭更圓滿。我認為得了不孕症的夫妻反而更加能互相體貼溫柔，大都是理想夫妻。可能是因為長年的治療而增強了體貼對方的心理吧！這樣的夫妻即使沒有達到懷孕的目的，但是相信他們一定能夠過著幸福的人生。

Q23
精子在陰道口，會懷孕嗎？

一般而言，體外性交或體外射精也是一種避孕方法，但是避孕效果令人質疑，男性必須要有很強的控制力，在快要達到高潮前能夠及時拔出陰莖射精在體外。然而，常常在男性感覺快要射精時，往往已經有少部分精液流出或來不及拔出，因而功敗垂成。

如果再加上女性剛好是排卵期，那麼懷孕的機會是可能的。當然如果男性並未有陰莖插入陰道的動作，只是射精在女性身上，這種情況受孕的機率比較小，但不能保證絕對不會受孕。換句話說，最安全的性行為、最好的避孕方法，還是加戴保險套、吃避孕藥，或不要射精在體內，會更加保險一點。

至於懷孕的徵兆，多半是藉由女性自己憑感覺或依自己的生理情形而發現，不過仍有些跡象可循，如月經停止、乳房有刺痛、膨脹和搔癢感、常有噁心或嘔吐的感覺、皮膚顏色有變化、容易疲倦、頻尿等。

Q24
子宮後屈會不孕？
請問子宮後屈、卵巢囊泡，會造成不孕嗎？

A子宮形狀因人而異，大致上可分為子宮前屈、後屈及中位子宮。大部分女性子宮屬於前屈，約四分之一女性子宮屬於後屈。並無絕對證據顯示子宮後屈的女性就會不孕，不必過度緊張。

只是有文獻指出，子宮內膜異位症患者（嚴重者不孕機率高）有較高比例屬於子宮後屈，是否子宮後屈女性比較會有子宮內膜異位症就不得而知了。

至於卵巢囊泡俗稱水瘤，屬於功能性囊泡，形成原因可能是卵泡受到過度刺激引起。通常約 1 ～ 3 個月經週期內會消失，追蹤即可。有時會造成月經不規則，不至於造成不孕。

Q25...

常聽人家說安全期不會受孕，是真的嗎？正確的安全期如何計算呢？

A安全期只適用於經期規則的女性；但即使經期規則，也容易受到壓力等因素而發生變化，所以避孕失敗率較高。

醫師通常建議新婚夫妻採用保險套或口服避孕藥來避孕，搭配在安全期行房，是最保險的作法。

對於經期規則的女性來說，月經第一天往前算的第 14 天，是排卵日，排卵日的前後三天是危險期，約為期一週，避開這一週的時間，就是安全期。

Q26...

常啃雞腳、雞翅會容易罹患子宮部位腫瘤？

A以子宮肌瘤來說，是女性很常見的疾病，約五成的女性都可能長肌瘤，目前只知道跟荷爾蒙有關，但是生長原因不明，跟吃雞翅雞腳扯不上關係，沒那麼可怕，而巧克力囊腫約三到四成患者容易復發，術後應該要服抗雌激素用藥或是打針，才能降低復發風險到一成以下。同時術後也應該每 3 個月到半年追蹤，看看是否產生變化。

子宮內會長腫瘤，跟病人體內雌激素過高有關，因此要避免吃油炸類、高糖分食物，另外也要小心攝取一些健康食品。

像是月見草、蜂膠、靈芝、葡萄籽、蜂王乳等，這些都會轉換成體內雌激素，有肌瘤、子宮內膜異位、卵巢瘤的女性，都不應該隨意服用。

Q27...
不孕症有自我檢測的方法嗎？

A 不孕症目前還沒有自我檢測的方法，建議還是以病史來做判斷，例如經期、經血量、性生活的頻度等 …… 較為準確。

Q28...
政府對不孕症有什麼補助嗎？

A 二〇一五年三月，國民健康署通過中低收入戶可以一年一次，以不超過 10 萬元的額度進行人工生殖，詳盡的說明請見附錄。

PART
04

那些關乎孕兒的事兒

Q29..

不孕症在什麼狀況下要做夫妻染色體檢查？

A 一般來說，如果有以下的情況，就需要做染色體檢查：

1. 家族有染色體病史（有遺傳性疾病）。
2. 重複性流產。
3. 人工、試管重複 3 次以上失敗。
4. 曝露在化學藥劑之中，或化療、放療後的病人。

通常藉由抽血（有核白血球）即可檢查，結果只需要三週便能知道。

Q30..

女性若有不孕症，可以卵巢移植嗎？

A 如果女性有不孕症，還是必須先找出造成不孕的原因，才能夠再進一步判斷是否適合卵巢移植。

如果造成不孕的原因是卵巢早發性停經，也就是未滿 40 歲就已經停經，解決的方式就有以下幾種：

1. 找適合的捐卵者。
2. 卵巢組織或全卵巢移植。

目前全卵巢移植國內還沒有成功的案例，但在比利時，5 年前就有將雙胞胎的其中一個的卵巢移植到另一個的身上，這也是全球目前唯一成功的案例。

194

至於異體卵巢移植在全球則沒有成功的案例，主要還是因為血管新生及排斥的問題。

Q31..
不孕症的檢查是否會順便檢查性病？

A 在不孕症的檢查中，也會包含性病檢查的項目。主要的原因是因為性病會導致生殖器官的病變，與不孕產生相當程度的關聯。

一般來說，不孕症的檢查項目有以下幾項：

1. 子宮、輸卵管攝影
2. 婦科超音波檢查
3. 內診
4. 荷爾蒙抽血檢查（包含男女生殖器官、甲狀腺、腦下垂體等）
5. 精液檢查
6. 性病感染檢查：包括披衣菌、梅毒、愛滋病篩檢

如果是單純檢查不孕症的部分不會特別強制檢驗性傳染疾病，任何一個疾病檢驗，只要當事人沒有要求進行檢驗，醫事檢驗單位是沒有辦法強制要求檢驗的

若是進行檢驗的是孕前或產前檢查的話，才會建議進行性傳染疾病的檢測，畢竟在生育過程中若有性傳染疾病問題，是可能影響胎兒健康的。

Q32..
青春痘和不孕症也有關係？

A 嚴格來說，青春痘和不孕症並沒有很絕對關係，但是這是單就青春期的青春痘而言。

因為多囊性卵巢、雄性激素偏高都容易導致月經不規則，易發生多毛及長痘的症狀，所以，已經超過了 30 歲，不再是青春期的朋友們，如果突然長出青春痘就要特別注意了。

Q33..
糖尿病患者是否比較容易不孕？

A 糖尿病是內分泌代謝性的疾病，會導致糖、脂肪、蛋白質等多種物質的代謝功能紊亂，而女性患者再加上月經不調和閉經的發生率較高，所以不孕的可能性就增高。

糖尿病造成不孕的病因可能與以下幾個因素有關：

肥胖：部分糖尿病的病患因為代謝異常而造成肥胖，而肥胖正是不孕的原因之一。

免疫問題：部分糖尿病的患者在血漿中會有抗胰島素抗體，甚至有時還會測到卵巢抗體。

不過，因為妊娠對糖尿病的病人和嬰兒都不理想，尤其是合併有高血壓、腎臟疾病及視網膜病變的患者，或是年齡已經超過 35 歲以上的患者，其實都不太適合懷孕的，真的想擁有自己的寶寶，還是必須先找醫師諮商，找出適合的方式才好。

Q34
男性不孕也一樣會有精子嗎？

A男性不孕還是一樣會有精子的，反過來說，有精子，不見得一定會讓另一半懷孕。因為只要不是無精症的患者，都仍然會有精子，可是，如果男性精子的活動力差，或是陽痿，甚至無法射精，也一樣是會造成不孕的。

Q35
不孕症看中醫、吃中藥也有用嗎？

A這個問題真的是見仁見智，有人可能會堅持自己就是靠中醫調理身體而成功受孕的，也有人可能會覺得不可思議，還是靠西醫來得快且有效。

我在這裡並不特別提倡哪一種方式較好或較有效，只有一個原則，就是挑適合自己的方式，且注意安全。

以中醫來調理身體，成功的使不孕症患者成功受孕的案例並不少，但我會比較建議大家最好找自己信任的中醫師，且在藥材的選擇上，也要特別注意，以免身體沒有調理好，反而因為吃進過多的重金屬而造成身體的傷害，妨礙了「好孕氣」。

Q36......

月經很準也會有不孕症的問題嗎？

A 在門診時，最常被問到的就是「醫師，我的生理期都很正常，為什麼這麼難懷孕啊？」

其實，生理期很規則，是代表排卵很規律，但卻不能保證卵子的品質是好的，假使妳的年齡已經很大了，或是身體有其他的慢性病，例如糖尿病，甚至生殖器官不健全，就算生理期正常，排卵規律，也不見得能夠順利受孕的。

Q37......

治療不孕症的費用很貴嗎？

A 治療不孕症的費用並不便宜，在台灣，平均大約是十二到十五萬左右。

除了人力成本外，還有技術成本，以及實驗室的儀器等，這些都是高科技的儀器，自然也不可能是廉價的，再加上藥物是從歐美進口的，藥費可想而知自然也不便宜。

&
A

好孕不孕39個大哉問

Q38
治療不孕症的方法有哪些？

A 治療不孕症的方法有以下幾種：

- 抓排卵期同房、吃排卵藥。
- 處理造成不孕的病灶，例如肌瘤或腺瘤。
- 人工受精。
- 試管嬰兒。
- 精卵捐贈。
- 以生殖保存技術冷凍卵子、精子、胚胎
- 胚胎著床前篩檢及診斷

Q39
精胺酸和一氧化氮可以治療不孕症嗎？

A 精胺酸可以活化和製造精子，使精子的活動力增強，對因為精子數量不足，或是精子活動力不強而導致不孕的患者，是有相當程度的治療效果。

至於一氧化氮，通常是用在血管擴張，治療心肌梗塞患者的，而在泌尿科則是用來治療陽痿，使勃起容易。如果用在女性身上，塞至陰道可以增加子宮血流量，讓子宮內膜增厚，容易著床，不過這個部分的臨床個案數還不夠，還不能夠證實有確切的療效。

appendix 附錄

不孕症患者相關政府補助

衛生福利部國民健康署，為支持和協助有意願生育之不孕夫妻為目的，期望透過政府的支持及醫療體系共同的努力，將人工生殖技術品質做好，減少生產併發症，和新生兒相關的風險，同時降低不孕夫妻的經濟負擔。

❯ 實施對象：

以中低收入戶及低收入戶夫妻為補助對象，夫妻一方經診斷罹患不孕症，或罹患主管機關公告之重大遺傳性疾病，經由自然生育顯有生育異常子女之虞；夫妻至少一方具有健康之生殖細胞，無須接受他人捐贈精子或卵子。

❯ 實施內容：

（1）進行不孕症之體外受精（俗稱試管嬰兒）人工生殖技術補助。僅做人工授精（AIH）而非試管嬰兒，則不予補助。

（2）胚胎植入數：35 歲（含）以下最多植入 1 個胚胎、36 歲以上最多植入 2 個胚胎。

（3）每對不孕夫妻每年補助金額最高核給新臺幣 10 萬元整，若實支金額未達者，則以實支金額補助之。

以下提供「人工生殖技術補助經費申請流程」供讀者們參考與利用：

□ 受術夫妻

□ 需事前準備審查文件，再向衛生福利部國民健康署提出申請。

（審查資料如下：）

1. 人工生殖補助申請表
2. 人工生殖機構開立之不孕症診斷證明正本
3. 低收入戶與中低收入戶證明文件紙本

□ 衛生福利部國民健康署審核後核發補助證明

□ 持補助證明至合約人工生殖機構進行手術

□ 依實核銷向衛生福利部國民健康署申請補助費用

（準備資料如下：）

1. 體外受精（俗稱試管嬰兒）施術同意補助證明書
2. 補助費用申請表
3. 機構開立之施術結果證明書正本
4. 繳費收據明細表正本
5. 申請人金融機構存摺封面影本

□ 經衛生福利部國民健康署審核補助金額

□由衛生福利部國民健康署通知受術夫妻審核補助金額，並簽具領據送衛生福利部國民健康署。

□衛生福利部國民健康署撥款給受術夫妻

（資料來源：衛生福利部國民健康署）

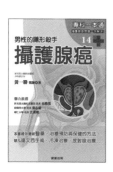

《攝護腺癌：男性的隱形殺手》

新光醫院外科部主任　黃一勝◎著 / 定價：250元

年過40歲的男人，都該知道的攝護腺知識～

攝護腺是攸關**男性下半生（身）的幸（性）福與健康的關鍵！**
當你有頻尿、腫痛現象、性慾減退等症狀，就有可能是你的攝護腺出了問題…… 年過40歲的男人，都該知道的攝護腺知識～

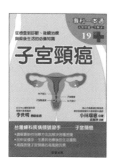

《子宮頸癌：從檢查到診斷、後續治療與術後生活的必備知識》

小田瑞惠◎著 / 高淑珍◎譯 / 定價：250元

子宮頸癌為好發於35～39歲的婦科癌症

台灣平均一年約有3,000名婦女罹患此病，其中約有1,000人會死於子宮頸癌。本書為了**揮別女性的疾病夢魘，教你瞭解疾病、檢查與治療的方法**。除了治療方法，更提供術後生活務必須瞭解的知識。讓你能順利的從疾病中康復，重新散發女性的光輝。

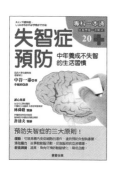

《失智症預防：中年養成不失智的生活習慣》

中谷一泰◎著 / 李毓昭◎譯 / 定價：280元

65歲以後逐漸增加的失智症，為全球高齡化社會不可避免的關鍵問題。

失智症**不只會造成記憶力退化，還會影響到其他認知功能**（如語言、情緒等），對生活造成全面性的傷害。我們無法預期自己與周遭的人是否會罹患失智症，但我們可以為未來做準備。

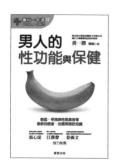

《男人的性功能與保健：

勃起、早洩與性慾異常等 最新的檢查、治療與預防知識》

新光醫院外科部主任　黃一勝◎著 / 定價：290元

重振雄風絕對不是問題！只要找對方法就行了！

性福拉警報！根據臨床醫療統計指出，台灣每三位男人就有一位早洩。性功能障礙是男人從**青春期到年老期，都有可能「意外」發生的狀況**。本書由泌尿科權威所編寫，詳述８大性功能問題，並將各個層面做完整、有系統的介紹，疾病不再複雜！

專科一本通系列

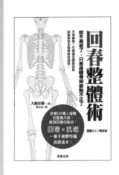

《回春整體術：你不是老了，只是身體骨架姿勢不正了》

大庭史榔◎著 / 劉又菘◎譯 / 定價：290元

不用藥物！
只要矯正體態姿勢，就能享受永保青春的滋味！

從**脊椎、腰椎**等整體醫學概念的角度，**看待性愛的各種問題與現象**，可說是市面上相當少見的回春保健書籍。 圖解步驟清楚易懂，讀者也可透過本書瞭解自己在性事或老化上的狀況。

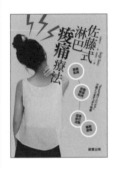

《佐藤式淋巴痠痛療法》

佐藤青兒◎著 / 郭寶雯◎譯 / 定價：250元

消除身體痠痛的關鍵在於「淋巴」

本書有別其他同類書籍，**不強調按摩、伸展等由外施加壓力的方法**，而是用對身體最不造成負擔的方式來解決肩頸痠痛，甚至是其他身體問題。書中所提供的方法簡單、圖解清楚，讓讀者可快速直接地掌握肩頸痠痛的原因且解決問題

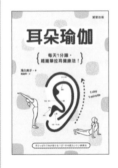

《耳朵瑜伽：每天1分鐘，超簡單拉耳健康法！》

薄久美子◎著 / 高淑珍◎譯 / 定價：280元

手指按揉耳朵＋身體合理姿勢＝耳朵瑜伽

本書以圖解方式介紹耳朵與身體的各種穴道知識，內容多元，圖解大而清晰，讀者可透過圖示步驟掌握動作要領，輕鬆自我練習。 能確實改善身體小毛病，針對不同症狀揉捏按壓耳朵，輕鬆就可揮別如肩膀僵硬、虛冷、眼睛疲勞、壓力等煩惱。

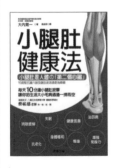

《小腿肚健康法》

大內晃一◎著 / 高淑珍◎譯 / 定價：250元

小腿肚是人體的「第二個心臟」

性與市面上的小腿肚按摩書籍不同，**本書結合「飲食、運動、保暖、按摩」四大原則**，幫助讀者更快且有效的舒緩身體大小毛病，恢復健康的體態。最適合全家大小一起閱讀的「小腿肚健康法」，從根本治療疾病、澈底擺脫不適。

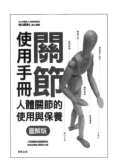

《關節使用手冊：人體關節的使用與保養【圖解版】》

陳淵琪◎著 / 定價：250元

關節卡關，疾病跟著來

關節是人體最容易疲累的部分，只要長期不恰當的使用，身體都會發出警訊！本書由**專業的物理治療師打造**，為你的健康把關，全身性的關節運動，帶領你擺脫擾人的痠痛～

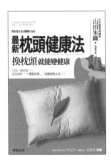

《最新枕頭健康法：換枕頭，就能變健康》

山田朱織◎著 / 高淑珍◎譯 / 定價：250元

只要一顆枕頭，
就能讓你「一覺到天亮」、「改變你的人生」！

「所謂枕頭，就是能在睡覺時讓你『變健康』的東西，這也是每個人最在意的部分；每個人不舒服的原因都不一樣，但透過**改善與調整枕頭**，就能大幅舒緩讓人頭疼不已的症狀！

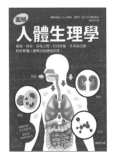

《圖解人體生理學：中年養成不失智的生活習慣》

石川隆◎著 / 高淑珍◎譯 / 定價：350元

瞭解人體運作的必備事典！生活教科書，您絕對用的到！

本書將生理運作，分為十個單元分別解說，並搭配超清楚的人體圖解、運轉結構圖等，**讓你從頭到腳完全搞清楚**，生活大小問題一次解決！除各單元的解說外，也與大家分享「趣味教室」，醫學不再那麼死氣沉沉了！

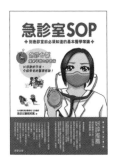

《急診室SOP：到急診室前必須知道的基本醫學常識》

急診女醫師其實.◎著 / 定價：250元

以逗趣的手法，介紹常見的醫學常識！

作者本身就是國內少數的急診室女醫師，有豐富的急診經驗，在書中提出許多專業的觀點，有別於目前市售同性質書。以漫畫的方式，將正確的急診、醫療知識傳遞給讀者，閱讀輕鬆且常能令人會心一笑。

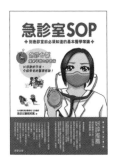

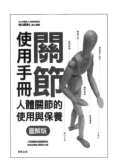

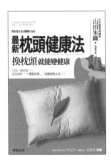

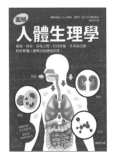

國家圖書館出版品預行編目（CIP）資料

想懷孕就懷孕：最新生殖醫學，破解不孕關
鍵／賴宗炫 著. －－ 初版. －－ 臺中市：晨
星，2016.07
　　　面；　公分. －－（專科一本通；23）

ISBN 978-986-433-137-3（平裝）

1.不孕症

417.125　　　　　　　　　　　　105006697

專科一本通 23

想懷孕就懷孕：
最新生殖醫學，破解不孕關鍵

作者	賴宗炫
主編	莊雅琦
企劃編輯	何錦雲
編輯	吳怡蓁
美術編輯	林姿秀
封面設計	陳其輝
內頁繪圖	腐貓君

創辦人	陳銘民
發行所	晨星出版有限公司
	台中市 407 工業區 30 路 1 號
	TEL：（04）23595820　FAX：（04）23550581
	health119@morningstar.com.tw
	http://www.morningstar.com.tw
	行政院新聞局局版台業字第 2500 號
法律顧問	陳思成 律師
承製	知己圖書股份有限公司　TEL：（04）23581803
初版	西元 2016 年 07 月 20 日
再版	西元 2017 年 09 月 20 日（二刷）

郵政劃撥	22326758（晨星出版有限公司）
讀者服務專線	（04）23595819＃230
印刷	上好印刷股份有限公司（04）23150280

定價 290 元
ISBN 978-986-433-137-3

2015 MORNING STAR PUBLISHING INC.
All rights reserved.

請填妥後對折裝訂，直接投郵即可，免貼郵票。

407
台中市工業區30路1號

晨星出版有限公司

請沿虛線摺下裝訂，謝謝！

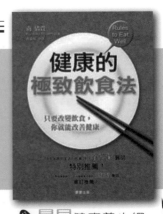
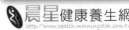